全国高等医学院校临

康复治疗学专业
临床见习指导

主　编　穆敬平　何晓阔
　　　　朱小虎　王俊华

科学出版社

北京

内 容 简 介

　　本见习指导分十个部分，即传统康复方法学、康复功能评定学、物理治疗学、作业治疗学、康复心理学、语言治疗学、肌肉骨骼康复学、神经康复学、内外科疾患康复学、假肢与矫形器学。按照目的要求、预习内容、学时数、见习内容、思考题五项结构体系进行编写。

　　本教材是康复治疗专业学生的专业教材，供临床见习时使用，也可供相关专业进修、实习时参考。

图书在版编目(CIP)数据

　　康复治疗学专业临床见习指导 / 穆敬平等主编. —北京：科学出版社，2016.9

　　全国高等医学院校临床见习系列规划教材

　　ISBN 978-7-03-049805-2

　　Ⅰ．①康… Ⅱ．①穆… Ⅲ．①康复医学–实习–医学院校–教学参考资料 Ⅳ．①R49-45

　　中国版本图书馆 CIP 数据核字(2016)第 206174

责任编辑：赵炜炜　李国红 / 责任校对：张怡君
责任印制：赵　博 / 封面设计：陈　敬

科 学 出 版 社 出版

北京东黄城根北街 16 号
邮政编码：100717
http://www.sciencep.com

固安县铭成印刷有限公司印刷
科学出版社发行　各地新华书店经销
*

2016 年 9 月第 一 版　　开本：787×960 1/32
2025 年 1 月第四次印刷　　印张：9
字数：138 000

定价：42.00 元
（如有印装质量问题，我社负责调换）

全国高等医学院校临床见习系列规划教材
编写指导委员会

总　前　言

　　临床见习是医学教育的重要环节，是医学生由基础理论学习向临床实践过渡的桥梁，是培养和提高医学生运用所学理论进行逻辑思维及临床综合运用能力的重要途径。临床见习阶段，医学生在带教教师指导下，接触病人，结合病人病情，运用所学基本知识，开拓思维。通过临床见习培养学生的观察能力、分析能力和临床思维能力，为顺利进入毕业实习做好准备。

　　为提高临床医学生临床实习效果，丰富其专业理论知识，根据我校临床教学的实际情况，结合临床专业教学工作特点，特组织各学院医疗与教学一线骨干编写了这套临床见习系列教材，以期为医学生顺利完成实习任务，巩固课本知识，培养临床思维，提高综合技能水平提供帮助。

　　本套临床见习系列教材，涵盖了诊断学、医学影像学、内科学、外科学、麻醉学、妇产科学、儿科学、神经与精神病学、传染病学、眼科学、耳鼻咽喉头颈外科学、口腔科学、皮肤性病学、中医学14 门临床医学专业内容；同时还编写了麻醉学专业、康复治疗学专业、护理学专业临床见习指导。

每册内容基本包括目的要求、预习内容、学时数、见习内容、思考题五部分。

　　本套丛书层次清晰，结构紧凑，内容衔接紧密，不失为医学生临床见习指导可选的一套优秀丛书。

　　由于时间仓促，一线医疗与教学骨干业务繁忙，内容难免出现纰漏之处，还望读者批评指正。

湖北医药学院

2016 年 8 月 1 日

前　言

　　康复治疗是康复医学的基本内容之一，治疗师是医疗康复专业人员的重要组成部分，是康复治疗计划和训练措施的直接操作者。一个治疗师的技术水平的高低直接关系到患者的康复治疗效果，对患者的预后起着至关重要的作用。与临床治疗不同的是，康复治疗是以主动功能训练为主的专门技术，需要大量使用专门的康复技术，进行功能训练、补偿和代替。这种功能治疗虽然也包括有利于功能改善的手术治疗和药物治疗，但主要的、大量的是使用非手术和药物的功能评估、功能训练、功能补偿、功能增强、功能代替、功能适应等康复手段和方法，如运动治疗、作业治疗、语言治疗、假肢及矫形器装配，心理-行为治疗等。因此，康复治疗师在康复治疗服务中具有不可替代的地位和作用。在这里借用美国著名康复专家 F. H. Kmsen 博士的名言："康复应当是人人感兴趣的事，但不是人人都可以干的事。""康复，只是那些受过高度专业技术训练的人员所能胜任的工作，这些人员通过自己的努力，使康复成了他们自己的事业。"

　　我国的康复治疗师按照岗位设置主要包括物理治疗师、作业治疗师、言语治疗师、心理治疗师、文娱治疗师、假肢矫形器师等。在康复治疗工作中，康复治疗师需要根据自己的专业知识，对患者进行合理的康复评定，制定本专业的康复治疗计划，并准确有效地实施专业化的康复治疗，才能保证康复疗效。

　　近 5 年，我国康复医疗事业发展迅速，大量高学历康复治疗师进入临床一线。康复治疗师工作质量的高低直接关系到康复治疗的效果，甚至影响我国康复医疗事业的发展。目前，康复专科领域主要包括：骨科专科康复、神经专科康复、儿童专科康复、心脏专科康复等。"专而精"是打造高端康复治疗师队伍的未来之路，特别在运动损伤康复领域，国内的现状相对较弱，发展空间很大。治疗专业化、技术现代化是中国康复治疗师的未来发展之路。

　　康复治疗学本（专）科教育是我国培养康复治疗师的重要途径，湖北医药学院康复医学系于 2005 年开始开设康复治疗三年制专科教育，2010 年开始开设 4 年制康复治疗学本科教育，积累了一定的办学和教学经验，在国内同行中具有较高的声誉和地位。为了更好地对康复治疗学专业学生及治疗师开展见习指导和学习，我们集中了一批常年工作在康复临床一线的、有经验的高年资专业康复医师和治疗师，结合康复治疗学的特点及临床开展的工作情况，编写了本书。本书共分十个部分，其中每一部分都按目的要求，预习内容，学时数，见习内容四部分编写。同时，书后附有复习题，便于同学们学习时参考。

《康复治疗学专业临床见习指导》编写委员会

2016 年 8 月 1 日

目　　录

第一部分　传统康复方法学

第二部分　康复功能评定学

第七部分 肌肉骨骼康复学

第八部分 神经康复学

第一部分
传统康复方法学

主　编　彭　力　穆敬平

副主编　廖　恒　方　伟　周立志

编　委（按姓氏拼音排序）

　　　　陈　雄　高玉姣　郭俐宏

　　　　金　双　廖　莎　尚政琴

　　　　杨　武

第一章　概　述

本章内容略。

第二章　传统康复评定

【目的要求】

通过学习，要求学生掌握中医望闻问切四诊及辨证。

【预习内容】

预习望诊、问诊、闻诊及脉诊的操作要点。

【学时数】

见习2学时。

【见习内容】

1. 望诊的方法及内容。

2. 问诊的方法及内容。

3. 闻诊的方法及内容。

4. 脉诊的方法及内容。

【思考题】

1. 望诊的注意事项。

2. 问诊的注意事项。

3. 闻诊的注意事项。

4. 脉诊的注意事项。

第三章 经 络 腧 穴

第一节 手太阴肺经、手少阴心经、手厥阴心包经

【目的要求】

1. 掌握手太阴肺经、手少阴心经、手厥阴心包经的体表循行路线、常用腧穴的定位。

2. 熟悉穴位的针刺方法及注意事项。

【预习内容】

手太阴肺经、手少阴心经、手厥阴心包经的循行路线。

【学时数】

见习1.5学时。

【见习内容】

1. 手太阴肺经手少阴心经、手厥阴心包经的循行路线。

2. 取穴时主要应掌握的定位标志。

3. 分布于手太阴肺经、手少阴心经、手厥阴心包经上的腧穴。

【思考题】

1. 如何区分手三阴经的体表循行路线?

2. 如何准确定位手三阴经的腧穴?

第二节 手阳明大肠经、手太阳小肠经、手少阳三焦经

【目的要求】

1. 掌握手阳明大肠经、手太阳小肠经、手少阳三焦经的体表循行路线、常用腧穴的定位。

2. 熟悉穴位的针刺方法及注意事项。

【预习内容】

手阳明大肠经、手太阳小肠经、手少阳三焦经的循行路线。

【学时数】

见习 1.5 学时。

【见习内容】

1. 手阳明大肠经、手太阳小肠经、手少阳三焦经的循行路线。

2. 取穴时主要应掌握的定位标志。

3. 分布于手阳明大肠经、手太阳小肠经、手少阳三焦经上的腧穴。

【思考题】

1. 如何区分手三阳经的体表循行路线？

2. 如何准确定位手三阳经的腧穴？

3. 如何正确掌握手三阴经、手三阳经在体表的分布区？

第三节　足阳明胃经、足太阳膀胱经、足少阳胆经

【目的要求】

1. 掌握足阳明胃经、足太阳膀胱经、足少阳胆经的体表循行路线、常用腧穴的定位。

2. 熟悉穴位的针刺方法及注意事项。

【预习内容】

足阳明胃经、足太阳膀胱经、足少阳胆经的循行路线。

【学时数】

见习 1.5 学时。

【见习内容】

1. 足阳明胃经、足太阳膀胱经、足少阳胆经的循行路线。

2. 取穴时主要应掌握的定位标志。

3. 分布于足阳明胃经、足太阳膀胱经、足少阳胆经的腧穴。

【思考题】

1. 如何区分足三阳经的体表循行路线？

2. 如何准确定位足三阳经的腧穴？

第四节　足太阴脾经、足少阴肾经、足厥阴肝经

【目的要求】

1. 掌握足太阴脾经、足少阴肾经、足厥阴肝经的体表循行路线、常用腧穴的定位。

2. 熟悉穴位的针刺方法及注意事项。

【预习内容】

足太阴脾经、足少阴肾经、足厥阴肝经的循行路线。

【学时数】

见习 1.5 学时。

【见习内容】

1. 足太阴脾经、足少阴肾经、足厥阴肝经的循行路线。

2. 取穴时主要应掌握的定位标志。

3. 分布于足太阴脾经、足少阴肾经、足厥阴肝经的腧穴。

【思考题】

1. 如何区分足三阴经的体表循行路线？

2. 如何准确定位足三阳经的腧穴？

3. 如何正确掌握足三阴经、足三阳经在体表的分布区？

第五节　督脉、任脉、奇穴

【目的要求】

1. 掌握督脉、任脉的体表循行路线、常用腧穴的定位，掌握常用经外奇穴的定位。

2. 熟悉穴位的针刺方法及注意事项。

【预习内容】

督脉、任脉的循行路线。

【学时数】

见习1学时。

【见习内容】

1. 督脉、任脉的循行路线。

2. 取穴时主要应掌握的定位标志。

3. 分布于督脉、任脉的腧穴，常用经外奇穴。

【思考题】

1. 如何区分督脉、任脉的体表循行路线？

2. 如何区分督脉、任脉的起止腧穴？

3. 如何快速掌握经外奇穴常用的20个腧穴？

第六节 总的训练要求

学生应掌握腧穴的常用定位方法和常用骨度分寸，正确地确定上述腧穴的定位和常用体表标志，准确而熟练地口述和定取以上穴位的定位。要求做到在随机抽取的腧穴中，定位准确率达到80%，每穴操作时间不超过1分钟。

第四章　推 拿 疗 法

第一节　推拿疗法简介

【目的要求】

1. 掌握推拿作用原理。

2. 掌握推拿治疗原则。

3. 熟悉推拿疗法的概念及历史源流。

4. 了解推拿作用机制的现实医学研究。

【预习内容】

1. 推拿康复疗法的概念。

2. 推拿康复疗法的历史源流。

3. 推拿的治疗作用。

4. 推拿疗法的治疗原则。

【学时数】

见习 1 学时。

【见习内容】

掌握推拿疗法的治疗作用及基本原理。

【思考题】

1. 推拿的治疗作用有哪些?

2. 推拿疗法的治疗原则是什么?

3. 简述隋唐时期推拿发展的特点。

第二节 推拿疗法异常情况的预防和处理

【目的要求】

掌握推拿各种异常情况的原因、临床表现、处理及预防。

【预习内容】

1. 推拿的禁忌证。

2. 推拿异常情况的预防和处理。

3. 推拿疗法的注意事项。

【学时数】

见习 1 学时。

【见习内容】

模拟几种常见推拿异常情况的处理。

【思考题】

1. 推拿可能出现哪些异常情况和处理方法是什么?

2. 推拿疗法的禁忌证是什么?

第三节 推 拿 功 法

【目的要求】

1. 掌握推拿练功的基本要求。

2. 了解推拿练功与推拿的关系。

【预习内容】

1. 推拿练功与推拿的关系。

2. 推拿练功的基本要求。

3. 掌握易筋经与八段锦的动作要领。

【学时数】

见习 2 学时。

【见习内容】

练习五禽戏、易筋经、八段锦的基本动作和要领。

【思考题】

推拿练功与推拿的关系是什么？

第四节　推　拿　手　法

【目的要求】

熟悉并且掌握各种推拿手法。

【预习内容】

1. 六大类手法　摆动类、摩擦类、振动类、挤压类、叩击类、运动关节类。

2. 松动类手法　抖法、摇法、揉法、擦法、拿法、拨伸法。

3. 兴奋类手法　拍法、捏法、拨法、推法。

4. 镇静类手法　摩法、理法、按法、点法、抹法。

【学时数】

见习 3 学时。

【见习内容】

掌握各种常用推拿手法的操作方法和动作要领。

【思考题】

1. 一指禅推法的操作及要领是什么？

2. 拿法的操作及要领是什么？

3. 扳法操作的注意事项及临床意义？

第五章 针灸疗法

第一节 毫针进针法

【目的要求】

通过毫针纸垫、棉团、实体练习，掌握持针姿势及临床常用毫针进针方法。

【预习内容】

1. 预习练针法。

2. 预习进针法。

【学时数】

见习2学时。

【见习内容】

1. 纸垫练针法 左手平执纸垫，右手拇、食、中三指持针柄，如持笔状，使针尖垂直地刺在纸垫上，然后右手拇指与食、中指前后捻动针柄，并渐加一定的压力，待针穿透纸垫，即另换一处，反复练习。

2. 棉团练针法 练针方法同纸垫练针法。棉团练针法主要做提插、捻转等手法的练习。

3. 进针法训练

（1）单手进针法：用刺手的拇、食指持针，中指指端紧靠腧穴，中指指腹抵住针身下段，当拇食指向下用力按压时，中指随势屈曲将针刺入。

技术要点：三指动作协调，配合进针。

（2）双手进针法

1）爪切进针法：左手拇指或食指的指甲切按在腧穴位置的旁边，右手持针紧靠指甲缘刺入皮下。

技术要点：爪切用力适中。

2）夹持进针法：用左手拇、食指持捏消毒干棉球夹住针身下端，将针尖固定在所刺腧穴的皮肤表面位置上方；右手持针柄，双手配合用力，将针刺入皮下。

技术要点：注意刺手、押手协同配合进针。

3）舒张进针法：用左手手指将针刺腧穴部位的皮肤向两侧撑开以固定皮肤，右手持针从指间将针刺入穴位。

技术要点：左手指需将所针穴位皮肤绷紧固定。

4）提捏进针法：用左手拇、食两指将针刺腧穴部位的皮肤捏起，右手持针从捏起的上端刺入皮下。

技术要点：注意进针的角度。

（3）管针进针法：将针先插入用玻璃、塑料或金属制成的比针短3分左右的小针管内，放在穴位皮肤上；左手压紧针管，右手食指对准针柄一击，使针尖迅速刺入皮肤；然后将针管去掉，再将针刺入穴内。

技术要点：右手食指要与针柄垂直。

4. 实体训练：同学自身或相互之间选择四肢部腧穴（如足三里、阳陵泉、丰隆、曲池、外关、列缺、合谷等）进行进针方法练习。

技术要点：选择合适体位，穴位消毒，操作手指消毒，选择针具作进针法练习；进针后根据需要选择合适的针刺角度，将针刺入应刺深度。注意减少进针时的疼痛，最后达到不痛或微痛进针。

【思考题】

按表 1-5-1 将见习内容如实地加以记录。

表 1-5-1　见习内容记录表

针刺穴位	进针方法	行针方法	针感和疼痛程度

第二节　毫针基本手法

【目的要求】

在进针法训练的基础上，练习毫针的基本手法，进针的角度、方向和深度，要求掌握提插法和捻转法操作，并取得应有的针感。

【预习内容】

1. 预习毫针进针基本手法。

2. 预习针刺角度、方向和深度。

【学时数】

见习 2 学时。

【见习内容】

1. 提插法和捻转法训练

（1）提插法：右手持针将针刺入腧穴一定深度，使针在穴内进行上下进退的运动，即将针从浅层下插至深层，再由深层上提至浅层，反复施行，以取得较好的针感。

技术要点：提插时，其幅度和频率可因人因病而异。

（2）捻转法：将针刺入腧穴一定深度后，右手拇、食、中指持住针柄，使针身在穴内进行一前一后地来回旋转捻动，反复施行，以取得较好的针感。

技术要点：捻转时，拇指与食指均匀用力，其幅度和频率可因人因病而异。

2. 进针角度、方向和深度训练

（1）进针角度

1）直刺法：将针体与皮肤呈 90° 角垂直刺入皮肤。

2）斜刺法：将针体与皮肤呈 45° 角左右，倾斜刺入皮肤。

3）横刺法：将针体与皮肤呈 15° 角左右，针体几乎贴近皮肤沿皮下进针，横刺腧穴。

（2）针向调整

1）针向催气法：在针刺入穴内一定深度，行针仍不得气，或针感尚未达到要求时，可提针至浅层，改变针向，再度刺入穴位深层。

2）针向行气法：行针得气后，为促使针感传导、控制感传方向，可搬倒针体、调整针向，使针尖对准病所（或欲传导之方向），再次刺入或按针不动。常配合摇、努、循、摄等辅助手法应用。

（3）针刺深浅：针刺深浅，是根据腧穴部位特点和病情需要，在针刺得气取得疗效前提下，结合患者体质、针刺时令等因素，正确掌握针刺深度的方法。

【思考题】

按表 1-5-2 将见习内容如实地加以记录。

表 1-5-2　见习内容记录表

针刺穴位	行针方法	针刺得气深度	针感性质和程度

第三节　毫针辅助手法

【目的要求】

在基本手法练习的基础上，进一步练习毫针辅助手法，要求能顺利完成辅助手法的操作。

【预习内容】

　　预习毫针的辅助手法。

【学时数】

　　见习 2 学时。

【见习内容】

　　1. 爪法　以拇、食指头揣到敏感点后，立即以指甲掐穴。通常在穴位上掐成"十"字痕，而后在十字交叉处进针。

　　技术要点：爪时用力柔和，爪甲应清洁。

　　2. 循法　进针前后，用拇指或使第二、三、四指平直（屈曲第一指关节），以指腹沿针刺穴位所属经脉循行路线，在穴位上下左右，轻轻地循按或叩打。

　　技术要点：一般沿经而循，循时用力适度。

　　3. 摄法　以拇、食、中指指甲在针刺穴位所在经脉上下，按经脉循行路线分段切压片刻。在四肢末端，一般在腕踝关节上向心切掐。

　　技术要点：用力宜均匀柔和，顺经脉路线由针刺穴位向上或向下切按。

　　4. 按法　针刺得气后，想要使针感向下传送，可用左手指按压所刺腧穴的上方，右手捻针则可控制针感向下；反之，想使针感上行，则按压所刺腧穴下方。

技术要点：按压时，不要紧靠针身，也不要用力太大。

5. 扪法　出针后用手指按揉针刺穴，使针孔闭合。现多用干棉球着针刺的腧穴上，用手指加压按揉。

技术要点：扪时要消毒手指，用力合适，最好用干棉球加压按揉。

6. 刮法

（1）单手刮针法：拇指抵住针尾，以食指指甲轻刮针柄；食指抵住针尾，以拇指指甲刮针柄。亦可用食指、中指扶持针柄，以拇指指甲由下向上或由上向下轻刮针柄。

（2）双手刮针法：用左手拇指端压按针尾，略向下用力，左、右两手食指弯曲，指背相对，夹住针体，用右手拇指甲在针柄上下轻刮之。

技术要点：刮时要手指关节灵活，用力均匀，指甲不宜过长或过短，应平整、光滑。

7. 弹法

（1）弹叩穴位法：食指与拇指相交，用食指指甲对准所要刺的穴位，轻轻弹叩数下。

（2）弹叩针柄法：拇指与食指相交，对准刺入穴内的针柄尾部轻轻弹叩，使针体发生微微震颤。

也可用食指一指对准针柄弹震，使针体振动。

技术要点：弹时要用力均匀，不可过猛和过频。

8. 搓法　将针刺入后，向一个方向搓捻，如搓线之状。

技术要点：搓时用力要均匀，不要太过、太紧。可实搓和空搓交替进行。

9. 颤法　针刺后不得气，用拇、食两指持针柄，轻轻地上下提插长搓捻摇动针柄，要保持其小幅度、高频率的状态，如手颤般地震动针身。

技术要点：颤法用力轻柔，不宜大幅度颤动和震摇。

10. 盘法　盘时用拇食中三指扣住针尾（金属丝绕成的针尾能轻松自由地旋转），或用拇食指掐住针尾进行盘转。

技术要点：盘时是在得气的基础上，气至后提针至皮下盘旋；不宜用拙力，行之太快；只用于肚腹部肌肉松弛处，有时也可用于腰背部、四肢等肌肉肥厚部位。

11. 摇法　针刺入一定深度后，手持针柄，将针轻轻摇动，以行经气。或以指捻针柄，摇动针体，边摇动边退针，摇时要上下、左右摇摆，使针孔扩大，而后疾出针。

技术要点：摇法摇大针孔可泻实清热，虚寒证忌用。

12. 弩法 针刺得气后将针稍提，用拇、食指夹持针柄，中指侧压针身使针身弯曲成弩弓之状。想使针感向上扩散，可将针体向后按；想使针感向下扩散，可将针体向前按。

技术要点：弩法时应手不离针或按压，或捻动，将针尖朝向患处，气至病所。

13. 搜法 针已进到所定浓度尚不得气，即将针退到皮下，改变针刺方向，再行进针。如仍不得气，再向前、后或左、右有目的地反复进退搜索，以催其气至。

技术要点：搜法不可过快，耐心体会，寻找针感；且需分层候气，若气仍不至应催气后再行此法。

【思考题】

按表 1-5-3 将见习内容如实地加以记录。

表 1-5-3 见习内容记录表

辅助手法	针刺穴位	施术过程	针感性质和程度

第四节 毫针单式补泻手法

【目的要求】

通过训练，熟练掌握毫针单式补泻手法的操作要领，能够恰当把握针刺补泻的时机，灵活运用针刺补法和泻法。

【预习内容】

预习毫针的单式补泻手法。

【学时数】

见习4学时。

【见习内容】

1. 徐疾补泻法

（1）补法：将针刺入皮肤后，先在浅层得气，随之将针徐徐地向内推进到一定的深度，疾速退针至皮下；出针时，快速出针并疾按其穴。重在徐入。

（2）泻法：将针快速刺入皮肤后，再疾速插入深层得气，随之徐徐地向外退针至皮下；出针时，缓缓出针并且不按其穴或缓按其穴。重在徐出。

技术要点：明确区分相对而言的徐与疾，行针手法以提插为主。

2. 提插补泻法

（1）补法：针刺得气后，在针下得气处小幅度上下提插，重插轻提（即慢提急按）。针上提时速度宜慢，用力宜轻；针下插时速度宜快，用力宜重。

（2）泻法：针刺得气后，在针下得气处小幅度上下提插，轻插重提（即急提慢按）。针上提时速度宜快，用力宜重；针下插时速度宜慢，用力宜轻。

技术要点：补法应重插轻提，泻法应轻插重提。

3. 捻转补泻法

（1）补法：针刺得气后，在针下得气处小幅度捻转，拇指向前左转时用力重，指力沉重向下；拇指向后右转还原时用力轻，反复操作。

（2）泻法：针刺得气后，在针下得气处小幅度捻转，拇指向后右转时用力重，指力浮起向上；拇指向前左转还原时用力轻，反复操作。

技术要点：在运用捻转补泻手法时，要指力大小适宜，速度的缓急均匀；补法时左转用力重，泻法时右转用力重。

4. 呼吸补泻法

（1）补法：病人呼气时将针刺入腧穴，得气后，病人呼气时行针，吸气时出针。

（2）泻法：病人吸气时将针刺入腧穴，得气后，病人吸气时行针，呼气时出针。

技术要点：呼吸补泻法应令病人做深而徐缓的呼吸调息。

5. 开阖补泻法

（1）补法：缓慢（轻轻）出针，疾按针孔，用押手按揉针孔片刻。

（2）泻法：疾速出针，出针时摇大针孔，出针后不按压针孔或缓按针孔。

技术要点：开阖补泻用以补虚泻实取热取凉。

6. 平补平泻 进针至穴位一定深度，用缓慢的速度，均匀平和用力，边捻转、边提插，上提与下插、左转与右转的用力、幅度、频率相等，并注意捻转角度要在 90°~180° 之间，提插幅度尽量要小，从而使针下得气，留针 20~30 分钟，再缓慢平和地将针渐渐退出。

技术要点：用力均匀柔和，以得气为度。

7. 导气法 在针刺得气后，由浅层徐徐进插入深层，再从深层徐徐退退至浅层；或由深层徐徐提退针至浅层，再从浅层徐徐进插入至深层。每 1 次需时 3~4 分钟，为导气 1 度。可反复行针 3~5 度。每度导气可留针 3~5 分钟后，再行下一度导气手法，也可连续操作。待导气完毕后，留针 20~30 分钟。

技术要点：进退针时，要动作均匀缓慢协调。

选取足三里、曲池、合谷、阳陵泉、血海、梁丘等穴，用 1~2 寸毫针依上法训练操作，注意体察得气感觉。

【思考题】

按表 1-5-4 将见习内容如实地加以记录。

表 1-5-4　见习内容记录表

补泻手法	针刺穴位	施术过程	针感性质和程度

第五节　毫针复式补泻手法

【目的要求】

通过训练,掌握烧山火、透天凉手法操作要领。

【预习内容】

预习毫针的复式补泻手法。

【学时数】

见习 2 学时。

【见习内容】

1. 烧山火　将所刺腧穴的深度分为浅、中、深三层(天、人、地三部)。进针时,医者重用指切押手。令病人自然地鼻吸口呼,随其呼气时,将针刺入浅层(天部)得气。得气后,重插轻提,连续重复九次(行九阳数)。其后将针刺入中层(地部),重插轻提,连续重复九次(行九阳数)。此时,如果针下产生热感,少待片刻。随病人吸气时将针 1 次提到浅层,为此一度。如果针下未产生热感可随病人呼吸时,再施前法,一般不过三度。手法操作完毕后,留针 15～20 分钟,待针下松弛时,候病人呼吸时将针快速拔出，疾按针孔。

技术要点：有徐疾法、提插法、呼吸和开阖法四种单式补法组成，为针刺补法的综合应用。操作分浅、中、深三层，先浅后深，三进一退，重插轻提，行九阳数。

2. 透天凉　将所刺腧穴分作浅、中、深三层（天、人、地三部）在进针时，医者轻用押手。令病人自然地鼻呼口吸，随其吸气将针刺入深层（地部）得气。得气后，轻插重提，如此 6 次（行六阴数）。再将针提至浅层（天部），轻插重提，如此 6 次（行六阴数）。此时，针下产生凉感，称为 1 度。如果针下未出现凉感，可将针 1 次下插至深部，再施前法。但一般不超过三度。凉感不论在地部、人部、或天部出现，可停止手法操作。手法操作结束后，可随病人呼气将针缓慢拔出，不按针孔或缓按针孔。

技术要点：由徐疾法、提插法、呼吸和开阖法四种单式泻法组成，为针刺泻法的综合应用。操作分深、中、浅三层，先深后浅，一进三退，重提轻插，行六阴数。

同学们在观看示范和棉团训练的基础上，选取自身四肢部腧穴（曲池、手三里等）作手法训练。取坐位或卧位，定穴后消毒，选择合适针具。按热补法或凉泻法要求进针，作热补法或凉泻法操作，细心体会针下感觉，最后按针刺热补法或凉泻法操作要求出针。

【思考题】

按表 1-5-5 将实习内容如实地加以记录。

表 1-5-5　见习内容记录表

补泻手法	针刺穴位	施术过程	针感性质和程度

第六节　飞经走气手法

【目的要求】

通过训练，掌握飞经走气四法操作要领。

【预习内容】

预习毫针的飞经走气四法操作要点。

【学时数】

见习 2 学时。

【见习内容】

1. 青龙摆尾法　进针得气后，提针至穴位浅层（天部），按倒针身，以针尖指向病所，执住针柄不进不退，向左右（在 45° 角以内）慢慢摆动，往返摆针如扶船舵之状。摇摆九阳之数，使针刺感应逐渐扩散。手法用毕后，缓缓将针拔出，急闭针孔。

技术要点：本法必须在穴位浅部操作，动作均匀自然，左右对称，幅度不可忽大忽小，速度不可忽快忽慢。

2. 白虎摇头法　进针至穴位深层（地部），得气后两指扶针尾向外退针，随病人呼吸摇动针体，左转一呼一摇，呈半圆形，由右下方摇着进至左上方（进圆）；右转一吸一摇，呈半方形，由左上方退至右下方（退方）。左右摇动，有如摇铃，其间要有停顿，以使针体振动。

技术要点：本法必须掌握在穴位深层操作，保持针体直立。左右摇针的动作必须用力均匀自然，幅度不可忽大忽小，速度不可忽快忽慢。

3. 苍龟探穴法　直刺进针得气后，自腧穴深层一次退至浅层皮下，依先上后下、自左而右的次序斜刺进针，更换针向。向每一方针刺，都必须由浅入深，分三部徐徐而行，待针刺得到新的针感时，则一次退至腧穴浅层皮下，然后改变针向。

技术要点：向每一方针刺，都必须由浅入深，分三部徐徐而行，待针刺得到新的针感时，则一次退至腧穴浅层皮下，然后改变针向。

4. 赤凤迎源法　先直刺进针至腧穴深层，再退针至腧穴浅层，待针下得气，针体自摇，插针至腧穴中层，然后边提插，边捻转。然后用右手拇、食两指呈交互状，要拇指头向前，食指头向后，将两指弯曲，由针根部用拇指肚及食指第一节桡侧由下而上沿针柄呈螺旋式搓摩。两指一搓一放，力度要均匀一致，使指感有如转针，但针体不能上提。

技术要点：飞法宜缓宜匀，不宜过猛，过猛引起滞针疼痛。

同学在观看示范和棉团训练的基础上，选取自身四肢部腧穴（曲池、手三里等）作手法训练。取坐位或卧位，定穴后消毒，选择合适针具。按热补法或凉泻法要求进针，作热补法或凉泻法操作，细心体会针下感觉，最后按针刺热补法或凉泻法操作要求出针。

【思考题】

按表1-5-6将见习内容如实地加以记录。

表1-5-6　见习内容记录表

飞经走气手法	针刺穴位	施术过程	针感性质和程度

第七节　电针法训练

【目的要求】

通过脉冲电针仪的操作实习，熟悉仪器的性

能，掌握操作规程，了解仪器使用中的有关注意事项。

【预习内容】

预习电针的操作要点。

【学时数】

见习2学时。

【见习内容】

（一）器具准备

G6805型电针治疗仪、WQ1002韩氏多功能电针治疗仪和DZ-Ⅱ型华佗牌电针治疗仪，各种规格毫针（或一次性毫针），针盘、镊子、2%碘酒、75%乙醇溶液、生理盐水、消毒棉球（或棉签）、纱布等。

（二）示范操作

1. 在应用脉冲电针仪之前，复习电针法的有关内容，熟悉仪器性能、用途和使用方法，并详细阅读说明书，严格遵守操作规程和注意事项。

2. 示范脉冲电针仪的操作程序和注意事项。

（三）学生练习

每次使用电针仪治疗前，应当检查旋钮位置电源开关是否在"关"的位置，输出强度旋钮是否在最小位置或"零"位（无输出）。

1. 选择好适当的波形和频率，将旋钮置于相应位置，让学生逐一体验不同刺激强度和波形的不同感受，并且如实填写实习记录。

2. 连接电极 根据刺激的方法不同，可分为三种。

（1）针刺后通电：选择常规的穴位，如足三里、曲池、内关等，使用消毒的毫针（或一次性毫针），针刺穴位"得气"后，针体通电（EA）。把脉冲电针仪上每对输出的2个电极分别连接到2根毫针的针柄上。单穴电针时，可将另一电极接在用水浸湿的纱布上作为无关电极，固定在同侧经脉循行路线的皮肤上。

（2）皮肤片状电极：对穴位进行皮肤接触式电刺激（TENS），即将金属电极片或导电橡胶电极片固定在选取的穴位皮肤表面，在电极与皮肤接触处涂以导电膏或淡盐水。

（3）皮肤锥状电极：将皮肤锥形金属电极对穴位进行皮肤接触式点状电刺激（SSP），多用于毛发浓密处穴位。锥形金属电极尖端尽量准确置于穴位点上，皮肤表面涂以导电膏，妥善固定。

3. 接通电源 根据波形和电流强度的不同，调节规定波形，并逐渐调整输出电流至所需要的电流强度。强度由小到大，至患者出现能耐受的酸麻感为佳。如果刺激强度对个别患者感到不够时，可采取迭加法（即串联接法）。具体应根据该病性质、病情、患者耐受性而定，可分为强、中、弱三种：

（1）强刺激：通电后肌肉收缩明显，针感强，伴疼痛。适用于瘫痪和某些慢性疾病。

（2）中刺激：通电后即出现肌肉收缩，无痛感。适用于大多数疾病。

（3）弱刺激：通电后无肌肉收缩可见，亦无痛感。仅适用于痉挛性瘫痪和眼周穴位的治疗。

4. 通电时间　根据病情、患者耐受性和选择的波形等决定。一般疏波、疏密波为 5～15 分钟，断续波为 5～20 分钟，连续波可达 30 分钟。在治疗过程中，人体经过一段时间的通电刺激后会产生适应性，感到刺激逐渐变弱。这时应当适当增加刺激强度和改变频率，以保持相对恒定的刺激量，也可采用通电—断电—通电的刺激方法。

5. 治疗完毕后，应首先缓慢旋转输出强度旋钮回到零位，然后切断电源，撤去导线电极，退出毫针。

【思考题】

按表 1-5-7 将见习内容如实地加以记录。

表 1-5-7　见习内容记录表

使用仪器	针刺穴位	治疗方式	刺激强度	治疗时间

第八节 拔罐法训练

【目的要求】

通过拔罐法的训练，掌握临床常用的各种拔罐方法及其操作技术，熟悉各种不同拔罐器具的操作。

【预习内容】

预习各种拔罐法的操作要点。

【学时数】

见习 2 学时。

【见习内容】

（一）器具准备

各种规格的竹罐、玻璃罐，连体式抽气罐、酒精灯、75%乙醇溶液、95%乙醇溶液、毫针、三棱针、皮肤针、镊子、卵圆钳、龙胆紫、毛巾、消毒棉球、小纸片，凡士林，火柴等。

（二）实习步骤

1. 燃烧吸定法操作

（1）闪火法：一手握罐体（罐口朝下），另一手将用镊子夹住的蘸有 95%乙醇溶液的棉球或闪火器（用细铁丝将纱布缠绕于 7～8 号的粗铁丝的一端并蘸乙醇溶液）在酒精灯上点燃后，立即伸入罐内，闪火后退出，速将罐扣于应拔部位，将罐吸附在皮肤上。

技术要点：动作迅速。棉球蘸乙醇溶液宜少，且不能蘸于罐口，以免烫伤皮肤。

（2）投火法：将蘸乙醇溶液的棉球或折叠的软质白色纸片（卷）点燃后投入罐内，趁火旺时迅速将罐扣于应拔部位，将罐吸附在皮肤上。

（3）滴酒法：用95%乙醇溶液或白酒，滴入罐内2～3滴，沿罐内下段至罐底部的内壁摇匀，用火点燃后，迅速将罐扣在应拔的部位。

技术要点：切勿滴酒过多，以免拔罐时流出，烧伤皮肤。

（4）贴棉法：将直径约1～2cm的薄脱脂棉片略蘸乙醇溶液后，贴于罐体内侧壁中1/3处，点燃后迅速将罐扣于吸拔部位。

技术要点：操作时所蘸乙醇溶液必须适量，溶液过多或过少，都易发生棉片坠落，且乙醇溶液过多还易流淌于罐口，均易引起皮肤烫伤。

2. 沸水吸定法操作 将竹罐放入水中或药液中煮沸2～3分钟，然后用镊子将罐倒置夹起，迅速用干毛巾捂住罐口片刻，以吸去罐内的水液，降低罐口温度（但保持罐内热气），趁热将罐拔于应拔部位，拔后轻按罐具半分钟左右，令其吸牢。

技术要点：操作应适时，出水后拔罐过快易烫伤皮肤，过慢又易致吸拔力不足。

3. 连体式抽气罐操作　先将活塞置于与罐口基本相平，再将抽气罐的罐口紧扣在应拔部位或穴位上，然后将活塞用力往上提，利用双逆止阀产生负压，将罐吸定于应拔部位上。

4. 拔罐法的运用

（1）闪罐法：用闪火法将玻璃罐吸拔于应拔部位，随即启罐（取下），再吸拔、取下，反复吸拔至皮肤潮红，或罐体底部发热为度。为延续温热效应，停止闪罐后，可将罐口向上，以罐底热熨其部肌肤或留罐3～5分钟。

技术要点：动作要快而准确，并按闪火注意事项拔罐。操作时，温热度以患者舒适能接受为准。

（2）走罐法：先于施罐区位涂上润滑剂（以凡士林、润肤霜为佳），将玻璃罐口亦涂上油脂，用闪火法吸拔后，稍用力将罐沿着肌肉、骨骼、经络循行路线推拉（罐具前进方向略提起，后方着力），反复运作至走罐区皮肤紫红色为度。吸拔后应立即走罐，否则吸牢后则难以走动。

技术要点：动作轻柔，用力均匀、平稳、缓慢，罐内负压大小以推拉顺利为宜。

（3）针罐法：于相关腧穴上针刺得气后留针，再以针为中心拔留罐，5～10分钟后，至皮肤潮红，启罐、出针。此法不宜用于胸背部，因罐内负压可加深针刺深度，易引起气胸。

（4）刺络罐法：于施术穴位或患处常规消毒后，用皮肤针或三棱针、注射针、粗毫针点刺皮肤出血，然后拔留罐，至拔出少量恶血为度。起罐后用消毒棉球擦净血迹。

【思考题】

按表 1-5-8 将见习内容如实地加以记录。

表 1-5-8　见习内容记录表

拔罐方法	施术部位	吸力大小	留置时间	皮肤血管形态变化

第九节　头针法训练

【目的要求】

掌握头皮针治疗线的正确定位；掌握头皮针操作技术，包括快速进针、推针，快速捻转和抽添手法等。要求每个同学能达到熟练操作，局部无痛，针体在帽状腱膜下层自如进退及行针。

【预习内容】

预习头针的操作要点。

【学时数】

见习 2 学时。

【见习内容】

（一）器具准备

头皮针模型、皮尺、1～1.5 寸 28 号毫针、2%碘酒、75%乙醇溶液、消毒棉球、镊子、针盘等。

（二）准确定取头皮针治疗线

先由老师找一学生对头皮针治疗线进行实体定位，尔后 2 人一组进行相互定位。

（三）头皮针针刺操作

1. 针刺前准备　取坐位或卧位，选定头皮针治疗线后，局部剪去少许头发，如不去头发则需注意进针避开发囊（发根）。局部先用 2%碘酒消毒，再用 75%乙醇溶液脱碘消毒。选用 1～1.5 寸 28 号毫针（已消毒）。

2. 进针及推针

（1）进针　右手持针，将针尖与头皮呈 15°～30°夹角快速刺入头皮下。亦可用飞入法快速进针，即右手持针，针尖对准进针点，手指尖距头皮约 5～10cm，手腕背屈后，再突然手腕掌屈，使针尖飞冲进头皮下或帽状腱膜下层。

技术要点：飞针刺入，依靠手腕部力量，动作迅速自如。要求进针无痛或不痛，避开发囊、瘢痕处。

（2）推针，右手持针，拇、食指尖部捏住针体下半部，中指紧贴针体末端，沿皮将针体快速推进至帽状腱膜下层。当针体在该层时，指下阻力减小，无阻力与疼痛感。如此则可迅速推针至0.5～1寸处。

技术要点：针体与头皮一定要保持15°～30°夹角。针体必须在帽状腱膜下层。如有疼痛或指下阻力，应停止推进，稍退出后改变角度方向再行推进。

3. 快速捻转手法　针体进入帽状腱膜下层后，在一定深度时固定针体，不能上下移动。要求术者肩、肘腕关节和拇指不动：食指呈半屈曲状态，用食指第一节桡侧面和拇指掌侧面捏住针柄，利用食指掌指关节的伸屈动作，使针体快速旋转。如此动作达熟练程度时，频率可达每分钟200次左右。捻转持续1～2分钟，留针5～10分钟，重复2～3次，再出针。

技术要点：速度快，频率高，易激发远端病所针感，局部胀痛轻微。针体保持原位，上下不移动。

4. 抽添手法（小幅度提插）

（1）抽提法：针体进入帽状腱膜下层后，将针体平卧，用右手拇、食指紧捏针柄，左手按压进针点以固定头皮，用爆发力将针迅速向外抽提3次，然后再缓慢地向内退回原处（推至 1 寸处），以紧提慢插为主。如此反复行针 1~2 分钟。

（2）进插法：针体进入帽状腱膜下层后，将针体平卧，用右手拇、食指紧捏针柄，左手按压进针点以固定头皮，用爆发力将针迅速向内进插 3 次，然后再缓慢地向外退回原处（提至 1 寸处），以紧插慢提为主。如此反复行针 1~2 分钟。

技术要点：针体抽提或进插幅度小，约 0.1 寸左右。瞬间速度快，不一定要求频率。针体上下提插，不左右转动。用肩、肘、腕力量带动持针之手，如此可运气于指，达到效果。

5. 电针刺激　进针后亦可用脉冲电针仪在主要刺激区通电以代替手法捻针，频率可用 200~300 次/分钟，波形及刺激强度根据病情及耐受性而定。

6. 留针和出针

（1）留针：一般留针 30 分钟左右，其间可行针 2~3 次，亦可不行针。留针和行针时，可配合肢体活动或按摩导引，亦可意守丹田，以加强效果。

（2）出针：待针下无滞涩感，可缓慢将针退至皮下，再快速拔出毫针。起针后即用消毒干棉球按压针孔片刻，以防出血。

【思考题】

按表 1-5-9 将见习内容如实地加以记录。

表 1-5-9　见习内容记录表

头皮针治疗线	针刺手法	针刺角度方向和深度	针感性质和程度

第十节　耳针法训练

【目的要求】

通过训练，在熟悉耳廓表面解剖的基础上，掌握常用耳穴的正确定位、诊查方法和刺激方式。

【预习内容】

预习耳针的操作要点。

【学时数】

见习 2 学时。

【见习内容】

（一）器具准备

耳穴模型，耳穴探测仪，0.5～1 寸 28～30 号毫针，消毒棉球，2%碘酒、75%乙醇溶液，皮内针，三棱针，磁珠，灯草，艾条，王不留行籽，胶布，耳压板、镊子、剪刀、针盘、G6805 治疗仪等。

（二）准确定取 20 个常用耳穴

耳中、风溪、坐骨神经、交感、神门、肾上腺、皮质下、对屏尖、胃、大肠、膀胱、肾、胰胆、肝、脾、心、肺、三焦、内分泌、眼等。先观看耳穴模型，并对照耳廓，熟记以上耳穴；再由老师找一学生作示范点穴；尔后2人一组进行实体点穴。

（三）耳穴诊查

1. 耳穴望诊法

（1）受检者在检查前不要擦洗耳廓，若耳廓凹陷处有污垢，可用棉球轻轻沿同一方向拭净；不作剧烈活动，安静休息15分钟。

（2）在自然光线下，光线要充足，以拇指和食指捏住耳廓，由前及背，由上而下，从内至外，顺着耳廓的解剖位置，对耳甲腔、耳甲艇、三角窝、对耳轮等处仔细观察辨认耳廓表皮，然后区别皮内或皮下呈现出各种不同的病理反应特征，如变色、变形、脱屑、血管充盈等。

（3）发现可疑病理反应区（点）时，宜用食指顶起该反应部位，用拇指对其进行上推、下拉、外展，由紧到松，由松到紧，仔细辨认分析其病理反应的性质、范围，双耳对照观察，然后再综合病症进行判断。

（4）对皮下或皮内可疑结节、条索状隆起等病理反应，肉眼不能诊察时，用拇指和食指进行推、揉等，以触认其大小、硬度、压痛等，尽量排除假象。

（5）询问病史以助诊断。

2. 压痛法

（1）保持环境安静，避免暗示；受检者精神放松。

（2）检查者一手扶耳背，另一手执金属探棒或弹簧探针，用力均匀地逐次按压耳穴，测其痛感，边探压边观察受检者的表情及反应。

（3）普遍检查：由内向外，或由外向内探压整个耳廓，寻找压痛点，手法必须轻、慢、均匀，以发现最强的敏感点。

（4）重点探查：根据问诊和望诊所得资料，在普查基础上，有重点地探查某穴区的压痛点，从该穴区的周围逐渐向中心探压，并与其他耳穴相对照。

（5）将耳穴压痛点结合其他检查综合分析后再作出诊断。

3. 耳穴电测定法

（1）检查前不要擦洗耳廓使耳廓充血发热，已擦洗者，或运动后，或从寒冷的室外进入室内者等，均需休息 15 分钟左右，等机体恢复常态后方可测试，以免影响其准确性。

（2）将探测仪的探笔插入仪器探测孔内。

（3）打开电源，调整电位器，测出基础电阻，基础电阻值以上耳根或上、下耳根的平均值为基准。调节好仪器的灵敏度，灵敏度适中为宜（75%左右）。灵敏度过高易出现假阳性，过低则可能会遗漏良导点。

（4）探测可分全耳廓探测和重点穴区探测，其顺序与压痛法相同。探测时要注意探测极大小、方向、压力轻重和探极接触耳穴时间长短等。探极头直径以 1.5mm 为宜；患者握紧握极或固定在病人内关穴上，术者手握探极在耳廓上由内到外均匀地缓慢探测，也可顺着一个方向探查良导点，必要时可在重点穴位上改变方向探查；当发出嗡嗡声时病人有灼痛感，即为"阳性点"，探极压力要均匀，接触穴位时间不宜过长，以 1~2 秒为宜。

（5）一般需作两耳探测，探测一侧后，再测另一侧，并随时记录；待全部探测完毕后切断电源，拔出电极插头，综合病症作出诊断。

（四）耳穴刺激方法

1. 毫针刺法　常规消毒后，术者用左手拇食两指固定耳廓，中指托着针刺部的耳廓，然后用拇食两指持针，采用速刺法将针刺入已选定的耳穴处（速刺为快速垂直刺入，力量适中）。在留针过程中可作小幅度捻转，也可将针刺入后不再行针，留针20~30分钟后出针，并用消毒于棉球压迫针孔，以防出血。

2. 埋针法 常规消毒后，左手固定耳廓，绷紧埋针处的皮肤，右手用镊子夹住消毒的皮内针柄，将针刺入所选耳穴皮内。用胶布固定。

3. 压丸法 用75%乙醇棉球消毒耳廓后，将王不留行籽贴敷在小方块胶布中央，然后用左手固定耳廓，右手将小方块胶布连同王不留行籽贴敷于所选耳穴处。

4. 温灸法 一般有3种灸法。一用艾条灸，主要是灸整个耳廓或较集中的部分耳穴。将艾条一端点燃后用温和灸3~5分钟即可；二用灯草灸，即将灯草一端浸蘸香油后，点燃并迅速点灸所选耳穴，每次1~2穴；三用卫生线香灸，即将卫生线香点燃后，距耳穴皮肤约1cm，施温和灸3~5分钟即可。

5. 刺血法 先在耳廓上按摩使其充血，常规耳穴皮肤消毒，术者左手固定在耳廓穴位，右手持三棱针对准耳穴点刺1~2分，刺出血液3~5滴，然后消毒干面球拭净血液，按压针孔。

【思考题】

按表1-5-10将见习内容如实地加以记录。

表1-5-10 见习内容记录表

耳穴	耳穴刺激方法	针感性质和程度	耳穴

第十一节 腕踝针训练

【目的要求】

通过训练，掌握上下6对进针点的位置和腕踝针的操作技术。

【预习内容】

预习腕踝针的操作要点。

【学时数】

见习1.5学时。

【见习内容】

（一）器具准备

已消毒的1.5寸28～30号毫针、棉球、棉球缸、针盘、镊子、血管钳，75%乙醇溶液、2%碘酒等。

（二）准确定取上下6对进针点的位置

先由老师找一学生对上下6对进针点进行实体定位，尔后2人一组进行上下6对进针点的定位。

（三）腕踝针操作

先由老师找一学生在某一进针点进行腕踝针操作演示，尔后2人一组相互操作训练，具体步骤如下：

1. 选择已消毒的28～30号1.5寸毫针。

2. 进针点常规消毒。

3. 进针点针刺操作：术者用押手固定进针点并拉紧皮肤，刺手拇指在下，食、中指在上持针柄，针与皮肤呈 30°，快速刺入真皮下，然后向前推进约 1.2～1.4 寸，不行针，针下有松软感，但无酸、麻、胀、重感为宜。如针下出现酸、麻、胀、重等感觉时，说明针刺过深，此时，应采取调针法，将针退至皮下，再行向前推进，至无上述反应为度。

4. 留针 20～30 分钟后出针，并用消毒干棉球按压针孔，以防出血。

【思考题】

按表 1-5-11 将见习内容如实地加以记录。

表 1-5-11　见习内容记录表

进针点	针刺角度方向和深度	针感性质和程度

第十二节　三棱针、皮肤针、皮内针训练

【目的要求】

通过训练，熟悉三种针具的结构及特点，掌握他们的操作方法和技巧。

【预习内容】

预习三种针具的操作要点。

【学时数】

见习 2 学时。

【见习内容】

（一）器具准备

大、小号三棱针、软柄皮肤针、硬柄皮肤针、麦粒型皮内针、图钉型皮内针，镊子，2%碘酒，75%乙醇溶液，消毒棉球，无菌纱布，胶布，家兔，兔台，25%乌拉坦，5ml 注射器等。

（二）实习步骤

1. 三棱针刺法

（1）穴位点刺法：针刺前先用手指推按点刺穴位片刻，使之充血，常规消毒后，左手拇、食指固定点刺部位，右手持针快速直刺 2～3mm，随即出针，然后挤压针孔，使出血数滴，或挤出液体少许，再用消毒干棉球按压针孔。

（2）散刺法：局部常规消毒后，根据施术部位的大小，由施术部位外缘环型向中心连续点刺 10～20 针。

（3）泻血法：用乌拉坦将家兔麻醉后固定于兔台上，剪去施术部位的兔毛。取家兔的"委中"或"曲池"穴，找出静脉，先用橡皮管扎住施术部位的进心端，左手拇指按压针刺部位的下端，常规消毒，右手持针对准静脉迅速刺入，针刺深度以针尖

刺中静脉为度，快速出针，使针孔处自然流出 5～10ml 血液，出血停止前松开橡皮管，以无菌干棉球按压针孔止血

（4）挑刺法：用上述家兔，局部常规消毒后，左手按压施术部位的 两侧或夹起皮肤，使之固定，右手持针啊，将针倾斜横向刺入穴位皮肤，并将针尖轻轻提高，挑破皮肤约 0.2～0.3cm，然后再深入皮下，挑断皮下白色纤维组织，以挑尽为止，然后以无菌纱布覆盖创口，胶布固定。

2. 皮肤针刺法

（1）持针方法：硬柄皮肤针，用拇指和中指挟持针柄两侧，食指置于针柄中段的上面，无名指和小指将针柄末端固定在大小鱼际间；软柄皮肤针，将针柄末端置于掌心，拇指在上，食指在下，其余三指呈握拳状固定针柄末端于掌心。

（2）叩刺方法：将针具和皮肤消毒后，针尖对准叩刺部位部位，利用腕力将针尖垂直叩打在皮肤上，并立即弹起，反复进行。保持叩刺的力量、速度、频率均匀一致，动作协调。动作熟练后，再按轻、中、重不同刺激强度加以练习。

动作要领：运用腕力，垂直叩刺，力量均匀，速度一致。

3. 皮内针法

（1）麦粒型皮内针：常规消毒后，用镊子夹住针柄，针身与镊子垂直，针尖对准穴位，使针身与经脉循行路径成十字交叉，将针沿皮横向刺入皮内，然后沿皮下平行埋入 0.5～1cm，再用胶布将流在皮肤外的针柄固定。

（2）图钉型皮内针：常规消毒后，用镊子夹住针柄，针尖对准穴位，轻轻用力将针身全部刺入皮肤内，使环状针柄平整留在皮肤外，然后用胶布固定。或先将针柄粘在胶布上，针尖朝上，再用镊子夹住胶布的一角，使针尖对准穴位直刺入皮肤内，按压固定。

【思考题】

按表 1-5-12 将见习内容如实地加以记录。

表 1-5-12　见习内容记录表

使用针具	针刺部位	局部反应

第十三节　鍉针、芒针、火针法训练

【目的要求】

通过练习，熟悉鍉针、芒针、火针的结构，掌握三者的操作方法。

【预习内容】

预习鍉针、芒针、火针的操作要点。

【学时数】

见习 2 学时。

【见习内容】

（一）器具准备

鍉针、4~5 寸芒针，粗火针、细火针、三头火针、针盘、75%乙醇溶液，剪刀，针盘，2%碘酒，酒精灯，火柴，消毒敷料，医用胶布等。

（二）实习步骤

1. 鍉针　根据选取的穴位或经脉，将患者或学生置于合适的体位。施术者拇食二指捏持针柄，中指指腹置于针体的中段，针体与按压的部位皮肤垂直。若按压经脉，持续推按 10~20 分钟；若按压穴位，每个穴位持续按压 1~3 分钟。按照弱刺激、强刺激的不同要求练习：

（1）弱刺激：按压用力较小，形成的凹陷浅，局部有酸胀感，按压部位周围发生红晕，治疗时间较短，按压时结合捻转法。

（2）强刺激：按压用力较大，形成的凹陷较深，局部有胀痛感，并可向一定方向传导，治疗时间较长，按压时结合震颤法。

2. 芒针　选取患者或同学一侧环跳或秩边穴，

进针采用夹持进针法。针刺前穴位局部皮肤常规消毒后，刺手持针柄的下端，押手拇食两指用消毒干棉球捏住针体下段，露出针尖，并将针尖对准穴位。当针尖贴近穴位皮肤时，双手配合，迅速刺透表皮，并缓慢将针刺至所需深度。

行针采用捻转法，捻转的角度不宜过大，一般在 180°～360°，行针不能向单一方向捻转，否则针体容易缠绕肌纤维和皮肤，产生疼痛。在运用芒针刺法时，还可采用多向刺法，即芒针针刺到一定深度后，变换针刺的角度和方向。在运用多向刺时，可根据穴位解剖的不同，用押手的动作改变针刺的角度和方向，以增加刺激强度，并获取不同的针感。

出针的方法是提捻结合，将针尖缓慢提至皮下，再轻轻抽出，边退针，边按压针刺的相应部位，以防出血，并可减少疼痛。如出针后血从针孔溢出，应迅速以干棉球按压针孔，直至出血停止。

3. 火针　将家兔固定于兔台上，选择数个穴位剪去长毛以作标记，并予消毒，先用 2%碘酒棉球，再用 75%乙醇棉球。用火柴将酒精灯点燃，针刺时可左手端灯，右手持针，尽量靠近施治部位，将粗火针、细火针和三头火针分别烧至白亮、通红、微红。烧针后对准穴位垂直点刺，快进快出。出针后，用无菌棉球按压针孔，以减少疼痛并防止出血。如系用烧至白亮的粗火针深刺而针孔较大者，可敷以消毒敷料，并用胶布固定。

【思考题】

按表 1-5-13 将见习内容如实地加以记录。

表 1-5-13　见习内容记录表

针具	针刺穴位或经脉	操作要点	局部反应
鍉针法			
芒针法			
火针法			

第十四节　慎针穴刺法训练

【目的要求】

通过训练，掌握慎针穴针刺方法，在操作中，准确地把握针刺的角度、深度、方向，并取得应有的针感，防止意外事故发生。每个部位选取一个典型腧穴进行训练，其他相关腧穴可参此训练。

【预习内容】

预习慎针穴刺法的操作要点。

【学时数】

见习 2 学时。

【见习内容】

1. 头面颈项部腧穴

（1）眼部睛明穴：瞩病人闭目，左手拇指将眼球略推向外侧并固定，以 30～32 号毫针点刺破皮，针体沿眼眶边缘缓缓刺入，一般进针 0.3～0.5 寸。如继续深刺，送针速度应更缓慢，如感到针尖有阻力，即使是十分轻微的，也应略加退出变换方向再刺。除非极有经验，深度不可超过 1 寸。严禁大幅度提插、捻转。如针刺过深，累及视神经时医者觉针尖有黏滞感，病人则感眼内火花闪烁，头痛、头晕、严重者恶心、呕吐。所以，本穴不宜深刺，以 0.5 寸以内较为安全；1 寸内易刺破血管，引起眼内血肿。如超过 1 寸，就容易损伤眼内其他组织结构，引起严重后果。进针后应直刺，如针尖偏向后外方，进针深度超过 1.7 寸时，有可能刺入眶上裂，损伤颅中窝内的海绵窦，或三层脑膜以及大脑颞叶，造成颅内出血，病人可出现剧烈头晕头痛，恶心呕吐，以致休克死亡。

（2）耳部翳风穴：向口角或对侧内眼角方向刺入 1～1.5 寸。本穴针刺深度一般不可超过 1.5 寸，过深可刺中迷走神经，引起迷走神经反应。针尖不可向下，以免刺中颈动脉窦，引起颈动脉窦综合征。

（3）面部四白穴：直刺 0.3～0.5 寸，斜刺 0.5～1 寸，平刺 1.5～2 寸。本穴直刺深度在不超过 0.5 寸或进行平刺时一般不会发生损伤性意外事故，但如针尖进入眶上孔，并继续进入眶下管时，当进针深度超过 1 寸，即有可能损伤眼球，所以不宜过深。

（4）项部风池穴：向对侧眼睛内眦方向直刺 0.8～1.2 寸；或向鼻尖方向斜刺 1.5～2 寸；或向对侧风池穴透刺 1.5～2 寸。该穴深部重要结构为延髓和椎动脉，若向对侧眼睛内眦方向直刺过深，超过 1.5 寸时，可造成延髓下端或脊髓上端损伤，甚可危及生命，故针刺深度以小于 1.5 寸为宜。

（5）颈部人迎穴：深部触压颈总动脉搏动，避开动脉在其前方或略向内直刺 0.2～0.5 寸。故本穴针刺深度以不超过 0.5 寸为宜，其极限深度为 1 寸，否则易伤及迷走神经。另外，在进针时如有针尖黏滞感、明显的搏动感，表明已触及颈动脉，即应出针或变换针刺方向。人迎正确深刺方向应恰经过颈动脉鞘前内方，若偏向外侧，即有刺中颈总动脉的可能，若过于偏外，则可刺穿颈内静脉，以致刺中迷走神经。迷走神经中包含支配心脏活动的副交感纤维。病人可自觉心悸、胸闷，出现面色苍白，常可导致严重后果，乃至生命危险。因此，进针不可偏向外侧，不可过深，手法不宜过重。

2. 胸腹部腧穴

（1）胸部缺盆穴：正坐或仰卧位，直刺 0.2～0.4 寸。针刺不宜过深，正常体格者不超过 0.5 寸，避免超过第一肋骨。深刺可穿过前锯肌、肋间肌、壁胸膜、胸膜腔、脏胸膜，刺伤肺脏引发气胸。刺及臂丛神经时，出现电击感向上肢放射，不可捣刺。

（2）胁部京门穴：向肋骨游离端，斜刺 0.8～1.2 寸。不可深刺，否则易刺伤内部脏器。针刺左侧京门过深，可刺伤脾脏，特别是在病理情况下，如疟疾、黑热病、血吸虫等使脾脏体积增大，游离度低于正常，脆性增加。更易发生针灸意外事故。如不慎刺入腹腔，针尖触及脾脏被膜时，医者手下可有阻力感，应立即退针，不可再进针、提插。

（3）腹部中脘穴：直刺 0.5～0.8 寸。不可针刺过深，否则可刺穿腹横筋膜、腹膜外脂肪、壁腹膜，进入腹膜而刺中胃，引起腹膜炎。特别是饱餐、饭后针刺尤其须注意。因为胃扩张时，胃、十二指肠体积增大，胃壁变薄，内压增高，针刺不当易导致胃穿孔、破裂，在慢性胃炎、胃溃疡、肿瘤等情况下，组织结构发生病理改变，也易发生针灸意外事故。不可向上方深刺，否则可刺伤肝前缘，引起出血。肝、脾大病人尤须慎重。

3. 背腰骶部腧穴

（1）背部大椎穴：头向前倾，微斜向上直刺0.5～1 寸。或沿皮下向下斜刺 1～1.5 寸。本穴深部相当胸Ⅰ、Ⅱ节段水平。不可深刺，否则可刺穿黄韧带，再进则刺穿硬脊膜、蛛网膜、软脊膜，伤及脊髓。病人被刺中脊髓时，可有触电感，向四肢放射，并出现惊恐感，应立即出针。

（2）腰部命门穴：直刺0.5～1.2寸或向下平刺1～2寸。不可深刺，以免刺伤脊髓。当刺过黄韧带后，医者针下有阻力突然消失的空落感，此时不可再深刺，否则针可透过硬脊膜、蛛网膜进入蛛网膜下腔。若刺及蛛网膜下腔的马尾，可出现下肢强烈的触电感。

（3）骶部长强穴：俯卧位或膝胸位，沿尾骨和直肠之间斜刺0.5～1寸，针尖与骶骨平行。如针刺过深，再加提插、捻转等手法，针尖可在直肠壁上刺激成小孔；当排便腹压升高时，粪便可从针孔溢出，其深部感染可引起盆腔腹膜炎，浅部感染可引起坐骨肛门窝脓肿。

4. 上肢和下肢部腧穴

（1）上肢部曲池穴：直刺0.8～1.2寸。若刺及桡神经干，可产生前臂外侧、手背外侧并向指端放射的强烈触电感。如果造成桡神经损伤，可出现垂腕及桡神经支配区痛觉或丧失，严重损伤者可出现桡侧伸腕长肌以下或伸腕前肌以下完全或不完全麻痹。

（2）下肢部足三里穴：直刺0.5～1.5寸。若针刺超过2寸以上，可刺中胫神经。造成的胫神经损伤，可出现足与足趾不能屈曲，足内收受限，跟腱反射及跖反射消失，行走时以足跟着地，不能以足尖站立。

【思考题】

按表1-5-14将见习内容如实地加以记录。

表1-5-14 见习内容记录表

针刺穴位	施术过程	针感性质和程度	针刺穴位

第十五节 常用古代刺法训练

【目的要求】

通过常用古代刺法训练，掌握古代常用刺法。

【预习内容】

预习常用古代刺法的操作要点。

【学时数】

见习2学时。

【见习内容】

1. 透穴刺法

（1）直透法：选取两个相对的腧穴，从一穴直刺进针，继续向其对侧另一腧穴透刺，在相应腧穴得气后，可实施相应手法。如内关透外关。

（2）斜透法：选取两个相邻的腧穴，从一穴斜刺进针，斜透至另一腧穴下，在相应腧穴得气后，可实施相应手法。如曲池透手三里。

（3）横透法：选取两个相邻的腧穴，从一穴横刺进针，横透至另一腧穴下，在相应腧穴得气后，可实施相应手法。如地仓透颊车。

（4）多向透刺法：选取三个或以上相邻的腧穴，从一穴进针，透至另一腧穴下，提至皮下，再透至另一腧穴下，在相应腧穴得气后，可实施相应手法。如肩髃透极泉、提针透臂臑、再提针透肩髎。

2. 放血刺法

（1）络刺法：用粗毫针浅刺体表瘀血小络脉出血。

（2）赞刺法：用毫针直入直出，刺入浅而出针快，连续分散浅刺出血。

（3）豹纹刺法：以病变局部或腧穴为中心，散刺出血，形如豹纹。

3. 深浅刺法

（1）毛刺、直针刺和半刺法

1）毛刺法：用镵针浅刺皮毛，现多以皮肤针叩刺。

2）直针刺法：先夹持捏起穴位两旁皮肤，使其隆起，然后持针沿皮刺入到皮下组织内。

3）半刺法：用短毫针迅速浅刺透皮，不得损伤血络、肌肉，迅速出针而不留针。

（2）分刺、合谷刺及浮刺

1）分刺法：用毫针直刺穴位至肌肉层，在肌层肉内行针使之得气，并根据情况，调节针刺方向与深浅。

2）合谷刺法：取 1 支毫针，先直刺至穴位肌层深处，然后提至浅层，依次向左右两旁斜刺，使穴内针刺的轨迹成鸡足状。

3）浮刺法：用毫针斜刺或沿皮刺入浅层肌肉。

（3）恢刺和关刺

1）恢刺法：用毫针从受损肌腱旁斜刺进针，捻转提插行针，将针提至皮下，配合关节屈伸活动。

2）关刺法：用毫针直刺进针，刺入肌肉附着于关节处的压痛点。

（4）短刺和输刺（五刺）

1）短刺法：进针由浅入深，边深入边摇动针柄，深刺至骨骼，在骨膜处作上下捣动，如摩刮骨状。

2）输刺法：直刺进针，深刺至骨骼，然后直出针。这种刺法与短刺大致相同，都是深刺至骨法。

4. 多针刺法

（1）傍针刺法：取两支毫针，在病变局部或临近腧穴，先直刺一针，再在其旁 0.5～1 寸处朝向直刺的针斜刺一针。

（2）齐刺法：取三支毫针，在病变局部或临近腧穴，先在其中心直刺一针，得气后，再在其上下或左右 1～1.5 寸处朝向直刺的针各斜刺一针。再分别行针，使针感向深层及四周扩散。

（3）扬刺法：取五支毫针，先于病变局部或临近腧穴中心直刺一针，得气后留针，再在主针上下左右即病变部位旁，分别向病变中心各斜刺或沿皮刺一针。

另外，围刺法源于扬刺法，操作用 5 支以上毫针，分别由患部边缘处斜向或沿皮刺向病变中心，并在病变中心处再直刺一针。

（4）报刺法：取一支毫针，先在痛处直刺一针，不立即出针，再以左手在痛处上下循按，并询问病人是否有压痛，找到新痛点后，将前针拔出，再复刺新痛点，根据痛点的多少，决定复刺的针数。

5. 其他刺法

（1）选穴原则

1）经刺：以毫针针刺经脉所过部位，气血瘀滞结聚不通之处。

2）输刺（九刺）：以毫针针刺相应特定穴中的荥输、背俞穴。

3）远道刺：上病下取，即循经取穴的针刺方法。

（2）配穴方法

1）巨刺、缪刺：左病取右，右病取左，左右交叉取穴的针刺方法。"巨刺者，刺经脉。""缪刺者，刺络脉。"

2）阴刺：左右腧穴同用的针刺方法。

3）偶刺：先用手循按前胸募穴和后背俞穴，前后对偶斜刺；或在痛点上一针刺前胸，一针刺后背。

（3）大写刺：用铍针切开排脓，或用三棱针放出黏液。

（4）焠刺：将烧红的针，对准病变的局部，迅速刺入一定深度，并迅速将针拔出。

（5）输刺（十二刺）：垂直进针，刺入较深，得气后垂直退出，乃从阴引阳之法。

【思考题】

按表 1-5-15 将见习内容如实地加以记录。

表 1-5-15 见习内容记录表

古代针刺手法	针刺穴位	施术过程	针感性质和程度

第十六节 穴位磁疗、埋线法训练

【目的要求】

通过学习，要求学生掌握穴位磁疗及埋线法的操作方法和技术，了解操作注意事项。

【预习内容】

预习穴位磁疗、埋线法的操作要点。

【学时数】

见习 1.5 学时。

【见习内容】

（一）器材准备

磁片、医用胶布、剪刀、CS401 型立地式磁疗机；腰椎穿刺针（或 9 号注射针针头、28 号 2 寸长剪去针尖的毫针）、消毒的羊肠线、消毒纱布（或创可贴）、针盘、镊子、2%碘酒、75%乙醇溶液、消毒棉球（或棉签）等。

（二）操作方法

1. 穴位磁疗法　取适当体位，练习磁片的单置法、对置法、并置法。

2. CS401 型立地式磁疗机的操作

（1）为患者选择恰当体位。

（2）调整磁头位置对准治疗部位。

（3）打开电源开关，调节器输出电压旋钮至所需电压值。

（4）治疗过程中，切记将机头紧密平行接触于治疗部位，这是本法的操作要领。

（5）一般每次1个穴位或部位治疗5～15分钟，最长治疗时间不超过30分钟，10～15次为1个疗程。

（6）治疗完毕按相反顺序关闭机器，并将机头取下。机头保护罩要用之于75%乙醇溶液擦拭消毒。

（7）机器马达要避免空转，以减少碳刷磨损，更换治疗部位时要先将输出电压调节至零位。

3. 穴位埋线法

（1）常规消毒局部皮肤。

（2）镊取一段约1～2cm长已消毒的羊肠线，放置在腰椎穿刺针针管的前端，后接针芯。

（3）左手拇食指绷紧或捏起进针部位皮肤，右手持针，刺入到所需深度，当出现针感后，边推针芯，边退针管，将羊肠线埋植在穴位的皮下组织或肌层内。

（4）针孔处敷盖消毒纱布（或创可贴）。

也可用9号注射针针头作套管，28号2寸长的毫针剪去针尖作针芯，将00号羊肠线1～1.5cm放入针头内埋入穴位，操作方法同上。

【思考题】

按表1-5-16将见习内容如实地加以记录。

表1-5-16　见习内容记录表

选用器材	选用穴位	磁场强度或埋线时长	磁疗时间或埋线效果

第十七节　穴位敷贴、激光照射法训练

【目的要求】

通过学习，使学生掌握穴位敷贴及激光照射法的操作方法和技术，了解操作注意事项。

【预习内容】

预习穴位敷贴、激光照射的操作要点

【学时数】

见习1.5学时。

【见习内容】

（一）**器材准备**

75%乙醇溶液、2%碘酒、水、食醋、凡士林、蜂蜜、生大蒜、白芥子末、甘遂末、斑蝥末、雄黄末等、药钵、消毒敷料、医用胶布、镊子等；He-Ne

激光腧穴治疗仪。

（二）操作方法

1. 穴位敷贴法

（1）取适当体位，充分暴露注射部位，局部皮肤常规消毒。

（2）捣蒜泥敷贴中脘、天枢等穴；或取甘遂末置于胶布中央，敷贴脾俞、外关等穴；或取吴茱萸醋调成糊状，敷贴涌泉、神阙等穴；或取白芥子末以生姜汁调制成药饼，敷贴肺俞、定喘等穴；或取斑蝥末、雄黄末，以蜂蜜调制药丸敷贴患部等。

（3）敷药后，需用消毒纱布或干净布块认真覆盖，再加胶布固定或绷带束紧。

（4）注意观察敷药后的反应，要及时记录。

（5）敷贴刺激性强、毒性大的药物时，选穴宜少、药量宜轻、时间宜短、面积宜小，以免引起不良反应。

（6）带教老师先示范操作一遍。

训练要点：治疗前，先给学生说明穴位敷贴法的特点和治疗后的正常反应；学会用溶剂调配敷贴药物的干湿度，因为过干、过稀都贴不稳；学会换药，可先用消毒干棉签蘸温水或各种植物油，或石蜡油轻轻揩去粘在皮肤上的药物，擦干后再敷药。

2. 激光照射法（He-Ne 激光腧穴治疗仪）

（1）使用前必须仔细检查激光器（如地线是否接好、有无漏电、混线等问题），然后方可使用，以免发生触电或烧毁仪器。

（2）选择适当体位，充分暴露出照射部位。治疗时嘱患者避免直视激光束，以防损伤眼睛。

（3）将电流调整旋钮置第二或第三档上，打开电源开关，此时指示灯亮，激光管发出橘红色的光束。若启动后激光管不亮或出现闪辉现象，提示启动电压过低，应立即断电，并将电流调节旋钮沿顺时针方向转 1～2 档，停 1 分钟后再打开电源开关。切勿反复多次开闭电源开关，以免引起故障。

（4）调整"定时调节旋钮"至所需时间，将激光束对准治疗部位，同时打开计时开关，计时指示灯亮。当达到治疗预定时间计时器会自动鸣响报告。

（5）经调整电流，使激光管发光稳定后，将激光束的光斑直接垂直对准穴位照射，光源距皮肤 8～100mm，每次选穴为 2～4 个，每穴照射 5～10 分钟，共计照射时间一般不超过 20 分钟。

（6）在使用激光器时，将电流调节至 6mA 较为安全。治疗时可以间断使用激光器，持续使用时间最长不宜超过 4 小时，以免损坏激光管。治疗完毕后及时关闭电源开关。

【思考题】

按表 1-5-17 将见习内容如实地加以记录。

表 1-5-17 见习内容记录表

选用药物或器材	选用穴位	贴药或照射时间	反应

第十八节 穴位注射法训练

【目的要求】

通过实习,使学生掌握穴位注射法的操作方法和技术,了解操作注意事项。

【预习内容】

预习穴位注射法的操作要点。

【学时数】

见习 1 学时。

【见习内容】

（一）器具准备

75%乙醇溶液、2%碘酒,2～10ml 注射器、5～7 号注射针头、镊子、消毒棉签、生理盐水、10%葡萄糖注射液、灭菌注射用水、鱼腥草注射液。

（二）操作方法

1. 根据注射剂量的需要,选择合适的一次性注射器，将灭菌注射用水抽吸好备用。

2. 取适当体位，充分暴露注射部位，局部皮肤常规消毒。

3. 采取无痛快速进针法将针刺入穴位皮肤下，进针后缓慢插针或上下提插以探寻"针感"，得气后若回抽无回血，即可将药液推注入穴内。推注药物的速度应根据病人体质而定，体弱者慢注，体强者快注，一般多采用中等速度推注药物。

4. 推药完毕，缓慢退针至皮下，再快速拔出，然后用消毒干棉签按压。

5. 根据不同情况，选择不同药物进行穴位注射法。

6. 带教老师先示范操作一遍。

（三）操作要点

1. 严格无菌操作，防止感染。

2. 注射前先给学生说明水针的特点和注射后的正常反应。指导学生学会调节水针刺激量的方法。

3. 注意培养学生养成认真、仔细检查注射药物的所有情况，如药物性能、药理作用、剂量、配伍禁忌、过敏反应、毒副作用、药物效期、药物是否有沉淀变质等情况。特别要提醒同学们注意，中草药制剂也有引起过敏反应的药物，不要盲目乐观。

4. 穴位注射过程中，一旦出现触电感，要立即退针，切忌反复提插，以防损伤神经干。

【思考题】

按表 1-5-18 将见习内容如实地加以记录。

表 1-5-18　见习内容记录表

注射用药	注射剂量	针刺穴位	注射反应

第十九节　艾柱灸法训练

【目的要求】

通过训练，掌握大小艾炷的手工制作法；掌握直接灸法和间接灸法操作技术。

【预习内容】

1. 预习艾柱的制作方法。

2. 预习直接灸法和间接灸法的操作要点。

【学时数】

见习 1.5 学时。

【见习内容】

（一）**器具准备**

艾绒、生姜、蒜头、食盐、附子末、火柴、线香、小刀、粗针、镊子、淡膏药、凡士林、75%乙醇溶液、消毒棉球等。

（二）艾炷手工制作法

选择适量的艾绒，将其制成艾团，放于平板或手掌之上，用拇、食、中三指边捏边旋转边向底面用力，将艾团捏成上尖下平的圆锥体。要求艾炷紧实，能平稳放置。

（三）直接灸法操作

1. 化脓灸法

（1）安放艾炷：施灸部穴局部涂以大蒜汁或凡士林，上置中等大小艾炷。

（2）点火施灸：用线香或火点燃艾炷，当艾炷燃尽熄灭后，除去灰烬，再重新换另一个艾炷点燃；或不待艾炷燃尽，当其将灭未灭之际，即在余烬上再加新艾炷。

（3）敷贴淡膏药：灸满壮数后，揩尽灰烬，在灸穴上敷贴淡膏药或用干敷料覆盖，不用任何药物。

2. 非化脓灸法

无瘢痕灸的操作方法与瘢痕灸法基本相同，不同之处在于：当艾炷点燃，不等艾火烧到皮肤，当病人刚感到烫时，即将艾炷移去或用压板压灭，以灸完所需灸的壮数，局部发生红晕而不起泡为度。偶发小水泡，但不出现化脓，无需处理。

（1）安放艾炷：施灸部穴局部涂以大蒜汁或凡

士林,上置中等大小艾炷。

(2)点火施灸:用线香或火点燃艾炷,觉烫后,更换艾炷,用镊子将未燃尽的艾炷移去或压灭,灸完所需灸的壮数。

技术要点:灸穴疼痛,可在该穴周围轻轻拍打,以减轻痛感。

(四)间接灸法操作

1. 隔姜灸法 将新鲜老姜大者切成约 3mm 厚的姜片,在中间用针扎数孔,其上安放大、中艾炷,置于施灸穴位上,点燃艾炷施灸。若病人有灼痛感,可将姜片向上提起,或缓慢移动姜片,来分散痛感。一般每次施灸 5~10 壮,皮肤潮红湿润为度。

2. 隔蒜灸法

(1)隔蒜片灸法:取新鲜独头大蒜切成 3mm 左右的薄片,其余操作方法同隔姜灸法。

(2)隔蒜泥灸法:取新鲜大蒜适量,捣成泥,摊成 3mm 左右的薄饼状,饼上放置艾炷,其余操作方法同隔姜灸法。

技术要点:隔蒜泥灸时,可在蒜泥下放置一块纱布,过烫时将纱布提起,离开皮肤;或拉动纱布做缓慢移动,以免烫伤。

3. 隔盐灸法 将纯干燥的食盐纳入脐中,填平脐孔,如患者肚脐凸起或凹陷不明显,可在脐周用湿面围成一圈，再填入食盐，亦可先在盐上放置姜片，上置大艾炷施灸。患者有灼痛，即更换艾炷。一般可灸3～9壮。

4. 隔附子灸法

（1）隔附片灸法：将附子用水浸透后，将其切成3mm左右的薄片，片中用针扎数孔，施灸方法同隔姜灸法。

（2）隔附子饼灸法：将生附子切细研末，用黄酒调和,使之稀稠软硬适宜,做大小适度,厚约4mm的小饼，中间用针扎数孔，施灸方法同隔姜灸法。

【思考题】

按表1-5-19将见习内容如实地加以记录。

表1-5-19　见习内容记录表

施灸部位	灸法名称	艾炷大小	壮数

第二十节　艾条灸、温针灸法训练

【目的要求】

通过训练，掌握艾条灸、温针灸的操作技术。

【预习内容】

1. 预习艾条灸的操作要点。

2. 预习温针灸的操作要点。

【学时数】

见习 1.5 学时。

【见习内容】

（一）器具准备

艾绒、纯艾条、药艾条、太乙针、雷火针、毫针，75%乙醇溶液、消毒棉球、小块棉纸或棉布、火柴、线香等。

（二）艾条灸法操作

1. 悬起灸法　取纯艾条或药艾条 1 支，点燃后按下述方法施灸。

（1）温和灸：艾条点燃后，将火源对准欲灸的腧穴或病所，距离皮肤约 2～3cm，固定不移地进行灸烤，以局部有温热感而无灼痛为宜，一般每穴灸 10～15 分钟，至皮肤红晕为度。

（2）回旋灸：艾条点燃后，将火源对准欲灸的经脉与部位，悬于其上方约 3cm 高处，将艾条在施灸部位上左右往返移动或反复旋转，使皮肤有温热感而不至于灼痛，一般每穴灸 10～15 分钟，至皮肤红晕潮湿为度。

（3）雀啄灸：将点燃的艾条对准施灸处，艾条一起一落，时近时远上下移动，状如鸟雀啄食，一般每穴灸 5 分钟，至皮肤红晕为度。

2. 实按灸法操作 用加药艾条施灸。

（1）雷火神针灸：在施灸部位铺上 6～7 层棉纸或布，将"雷火针"艾条点燃后置于施灸部位上约 3cm 高处，对准穴位直按其上，稍停留 1～2 秒钟，使热气透达深部；若艾火熄灭，可再点再按，如此 5～7 次。

（2）太乙神针灸：取太乙神针艾条 1 支，其操作与雷火针同。

（三）温针灸法操作

按毫针刺法将针刺入腧穴，得气后行手法补泻，留针时，将一团纯净细软的艾绒缠捏在针柄上，或截取一段长约 1～2cm 艾条插在针柄上，点燃后施灸。为了防止烫伤，可在皮肤与艾火之间插入中间撕有缝隙的硬纸片，以承接脱落的艾灰。待艾绒或艾条烧完后除去灰烬，将针取出。

【思考题】

按表 1-5-20 将见习内容如实地加以记录。

表 1-5-20 见习内容记录表

施灸部位	灸法名称	艾炷大小	壮数	灸感

第二十一节 其他灸法训练

【目的要求】

通过训练，掌握灯火灸、黄蜡灸和发泡灸法的操作技术。

【预习内容】

1. 预习灯火灸的操作要点。

2. 预习黄蜡灸的操作要点。

3. 预习发泡灸的操作要点。

【学时数】

见习 1 学时。

【见习内容】

（一）器具准备

麻油、灯芯草、面粉、黄蜡、白芥子、斑蝥、天南星、大蒜、胶布、火柴、线香等。

（二）灯火灸法操作

取一长约 10～15cm 的灯芯草，用一端蘸麻油或其他植物油，浸渍长约 3cm 左右，点燃后将其对准穴位，迅速接触皮肤，随即可听到清脆的"啪啪"声，快速将灯芯草移去，如无爆焠之声可重复一次。

（三）黄蜡灸法操作

用湿面粉沿着患部围成一圈，高约 3cm，圈外用布围数层，圈内铺切碎的蜡屑 1～1.5cm 厚，随用一热源在蜡上烘烤，使蜡受热溶化。蜡凉凝结后，再添蜡屑烘烤灸治，反复到添满面圈为止。灸完在蜡上喷冷水少许，凉后起蜡。

（四）发泡灸法操作

将白芥子、斑蝥、天南星、大蒜等药物粉碎，调制如泥状，做成硬币大小厚薄的小饼，贴敷于穴上，外覆胶布或敷料，以固定或防止污染衣物。贴后 1～3 小时，局部会发痒、发红、疼痛，以皮肤起泡为度，除去药物。

【思考题】

按表 1-5-21 将见习内容如实地加以记录。

表 1-5-21　见习内容记录表

施灸部位	灸法名称	灸感

第六章　传统运动疗法

第一节　八　段　锦

【目的要求】

1. 掌握八段锦功法的锻炼方法。

2. 熟悉八段锦的动作要领。

【预习内容】

1. 预习八段锦的功法特点。

2. 预习八段锦的口诀及动作要领。

【学时数】

见习 2 学时。

【见习内容】

1. 观看八段锦功法教学视频。

2. 由带教老师指导动作要领。

3. 分组练习,由带教老师挑选动作规范者为组长,组长负责组员练习,带教老师予以动作示范及指正。

【思考题】

1. 肝郁气滞患者可选用八段锦中哪几式练习?具体方法是什么?

2. 颈腰椎病患者可选用八段锦中哪几式练习? 具体方法是什么?

第二节 易 筋 经

【目的要求】

1. 掌握易筋经功法的锻炼方法。

2. 熟悉易筋经的动作要领。

【预习内容】

1. 预习易筋经的功法特点。

2. 预习易筋经十二势的口诀及动作要领。

【学时数】

见习 3 学时。

【见习内容】

1. 观看易筋经功法教学视频。

2. 练习站桩。

3. 由带教老师指导动作要领。

4. 分组练习,由带教老师挑选动作规范者为组长,组长负责组员练习,带教老师予以动作示范及指正。

【思考题】

练习易筋经前后有哪些注意事项?

第三节 五 禽 戏

【目的要求】

1. 掌握五禽戏功法的锻炼方法。

2. 熟悉五禽戏的动作要领。

【预习内容】

1. 预习五禽戏的功法特点。

2. 预习五禽戏虎、鹿、熊、猿、鸟五式的动作要领。

【学时数】

见习 2 学时。

【见习内容】

1. 观看五禽戏功法教学视频。

2. 由带教老师指导动作要领。

3. 分组练习,由带教老师挑选动作规范者为组长,组长负责组员练习,带教老师予以动作示范及指正。

【思考题】

五禽戏模仿了哪五种动物? 各有何特征及作用?

第四节 六 字 诀

【目的要求】

1. 掌握六字诀功法的锻炼方法。

2. 熟悉六字诀的动作要领。

【预习内容】

1. 预习六字诀的功法特点。

2. 预习六字诀嘘、呵、呼、呬、吹、嘻六字功各自的作用及动作要领。

【学时数】

见习1学时。

【见习内容】

1. 观看六字诀功法教学视频。

2. 由带教老师指导动作要领。

3. 分组练习,由带教老师挑选动作规范者为组长,组长负责组员练习,带教老师予以动作示范及指正。

【思考题】

六字诀包括哪六字? 各适用于哪些病症?

第五节　二十四式简化太极拳

【目的要求】

1. 掌握二十四式简化太极拳的锻炼方法。

2. 熟悉二十四式简化太极拳的动作要领。

【预习内容】

1. 预习二十四式简化太极拳的功法特点。

2. 预习二十四式简化太极拳的口诀及动作要领。

【学时数】

见习 3 学时。

【见习内容】

1. 观看二十四式简化太极拳功法教学视频。

2. 由带教老师指导动作要领。

3. 分组练习,由带教老师挑选动作规范者为组长,组长负责组员练习,带教老师予以动作示范及指正。

【思考题】

练习二十四式简化太极拳有何注意要领?

第七章 中药疗法

【目的】

传统康复方法学是高等中医药教育教学过程中的基本组成部分，是理论联系实际，实现专业人才培养目标，培养学生临床实践能力的重要阶段。本节通过中药内治法和外治法的临床见习过程，加强学生对中药应用于疾病康复的基本理论、基础知识和中药应用的训练，进一步巩固和提高所学中医药学基本理论知识和中医药临床技能，具备中医各科疾病临床诊疗和中药内治、外治的基本能力。通过实习，使学生了解中医药作为传统康复治疗的一种形式及方法，应用于临床常见病的康复治疗、康复护理的重大作用及意义，培养学生的操作能力和中医药康复治疗技术应用能力。

【要求】

1. 尽快熟悉见习环境和各种操作流程。

2. 遵守学生见习的基本规章制度，病事假实行请假制度，要求有假条。

3. 爱护公物，在实习中破损物品除及时报告，由实习单位按有关规定处理。

4. 学生应每天写实习记录，及时总结学习的收获，带教教师要定期检查。

5. 严格出科考试制度，随出随考。

6. 如实填写实习手册，有带教教师盖章及评语，最后由实习单位盖章方为合格。

【预习内容】

1. 了解中药外治法的治疗原则。

2. 了解中药外治法的治疗方法及治疗原理（热敷疗法、熏蒸疗法、熏洗疗法、敷贴疗法、脐疗膏药疗法等疗法的分类及具体操作方法）。

3. 了解上述中药外治法的中药调配方案、操作注意事项及各疗法的方药及适应证。

4. 熟悉中药外治法的禁忌证及异常情况预防及处理步骤。

5. 了解中药内治法的基本理论及选方原则。

6. 熟悉康复科常见病的临床选方方案及组方原则。

7. 熟悉常见病常见方药的煎煮方法和服药时间及服药禁忌等注意事项。

【学时数】

中药内治法见习4学时,中药外治法见习4学时。

【见习内容】

1. 中药外治法

（1）热敷疗法（热水袋敷、盐热敷、药包热敷、药末热敷、药渣热敷等操作方法）。

（2）熏蒸疗法（全身熏蒸法、局部熏蒸法，掌握熏蒸流程及熏蒸机器操作使用方法）。

（3）熏洗疗法（熏洗法、淋洗法、浸渍法的基本操作方法和注意事项及禁忌）。

（4）敷贴疗法（敷贴法、薄膜法、发泡法的基本操作方法和注意事项及禁忌）。

（5）膏药疗法（了解传统硬膏剂、橡皮软膏剂、透皮吸收剂的剂型和适应证及禁忌）。

（6）脐疗（掌握脐疗的操作方法和注意事项及禁忌）。

2. 中药内治法

（1）特殊中药的煎药方法及服法。

（2）中药煎药用具、用水、火候、及煎药方法。

（3）中药内服后的药后调护及饮食禁忌。

【思考题】

1. 中药疗法在疾病康复的应用中的优缺点各是什么？

2. 寒凝经脉型的腰痛病选用哪种方剂内服及中药外治法治疗？

3. 中药外治法中熏蒸疗法和熏洗疗法的相同点和不通点是什么？

4. 膝关节风湿痹痛可以选用的中药内服方及外治法各是什么?

5. 中药内服后的饮食禁忌证及原因,请举例说明。

第八章 临床常见功能障碍的传统康复方法

第一节 临床常见功能障碍传统康复治疗的原则

【目的要求】

掌握临床常见功能障碍在传统康复治疗工作中的遵循原则

【预习内容】

传统康复治疗的四大原则。

【学时数】

见习1学时。

【见习内容】

传统康复治疗原则的临床具体运用。

【思考题】

在临床工作中如何做到"循证治疗"？

第二节 慢性疼痛的传统康复治疗

【目的要求】

1. 了解疼痛康复评定的方法。

2. 掌握人体各个不同部位疼痛的传统康复治疗方法。

3. 掌握人体各个不同部位疼痛治疗的操作要点 。

【预习内容】

1. 预习疼痛的概念及中医辨证要点。

2. 预习颈肩部疼痛的传统康复治疗方法。

3. 预习腰背部疼痛的传统康复治疗方法。

4. 预习四肢疼痛的传统康复治疗方法。

5. 预习头痛的传统康复治疗方法 。

【学时数】

见习 1 学时。

【见习内容】

1. 熟悉各个部位疼痛的临床表现。

2. 熟悉各个部位疼痛临床治疗的操作方法及注意事项。

3. 以 2 人小组形式模拟康复治疗，一人扮演患者，一人扮演治疗相互模拟治疗，并发现及纠正治疗过程中不合理方法。

【思考题】

1. 推拿治疗头痛的临床操作如何完成？

2. 如何熟练掌握腰背部疼痛整复错位的操作方法？

3. 在各种慢性疼痛治疗过程中如何保证手法连贯性？

4. 如何根据病人不同的证型调整治疗方法？

第三节 中枢神经系统损伤后肢体运动功能障碍的传统康复治疗

【目的要求】

1. 了解中枢性损伤所致的运动功能障碍的临床表现。

2. 熟悉各种主观评定及客观评定上运动神经元损伤的方法。

3. 熟练掌握全身性运动、头面部中枢运动等功能障碍的传统康复疗法处理措施。

4. 了解中枢性运动障碍的其他疗法。

【预习内容】

1. 预习上运动神经元损伤的临床症状及康复评定方法。

2. 预习各类功能障碍的康复处理措施。

3. 预习中枢性运动功能障碍的其他疗法及操作方法。

【学时数】

见习1学时。

【见习内容】

1. 熟悉中枢性运动障碍的临床特点及注意事项。

2. 掌握各类中枢性运动障碍的临床处理方法。

3. 学生 2 人 1 组,相互演示和模拟临床操作过程,并熟悉各种疗法的运用。

4. 采取 10 人 1 组,在病房选取合适病患,共同商讨患者治疗方案,并在带教老师指导下进行临床操作。

【思考题】

1. 如何在各种评定方法中选取合适病患的有针对性的方法?

2. 全身性运动功能障碍的急性期和恢复期治疗方法有何不同?

3. 如何在临床工作中将耳针、电针、头针、穴位注射、皮肤针、推拿按摩、穴位贴敷、刺络拔罐、腕踝针等各种治疗方法灵活运用于临床?

第四节　语言功能障碍的传统康复治疗

【目的要求】

1. 了解失语症、构音障碍概念、病因、分类及临床症状。

2. 熟练掌握语言功能障碍的评定方法。

3. 掌握语言功能障碍的各种治疗方法。

4. 掌握语言功能障碍的注意事项。

5. 了解影响预后的因素。

【预习内容】

1. 预习失语症，构音障碍的临床症状及分类。

2. 预习言语功能障碍的临床各种治疗方法。

【学时数】

见习1学时。

【见习内容】

1. 熟悉病患的临床症状、病因及鉴别诊断，并根据患者病情进行康复评定。

2. 根据病患康复评定结果制定合理的治疗方案。

3. 以 2 人小组形式模拟相互之间进行推拿治疗。

【思考题】

1. 言语障碍的临床表现具体分型有哪些？

2. 临床言语障碍治疗的注意事项有哪些？

3. 如何选取合适治疗方案提高病患恢复及预后？

第五节　吞咽功能障碍的传统康复治疗

【目的要求】

1. 掌握吞咽功能障碍康复的方法。

2. 熟悉吞咽困难的病因、发生机制和常见症状。

【预习内容】

　　1. 预习吞咽功能障碍的发生机制及常见症状。

　　2. 预习吞咽功能障碍的康复评定方法。

　　3. 预习吞咽功能障碍的针灸、中药治疗方法。

【学时数】

　　见习 1 学时。

【见习内容】

　　1. 熟悉吞咽功能障碍的康复评定方法。

　　2. 根据患者病情制定合适的针灸、中药方法。

　　3. 以 2 人小组形式模拟临床治疗。

　　4. 在病房选取合适病人，观摩特殊针灸方法操作。

【思考题】

　　1. 吞咽障碍的临床治疗应该注意哪些?

　　2. 吞咽障碍患者的饮食如何管理?

第六节　认知功能障碍的传统 康复治疗

【目的要求】

　　1. 了解认知功能障碍的定义、病因、分类。

　　2. 掌握认知功能障碍的康复评定方法。

3. 掌握认知功能障碍的针灸、中药治疗。

【预习内容】

1. 预习认知功能障碍的分类。

2. 预习认知功能障碍的治疗方法。

【学时数】

见习 1 学时。

【见习内容】

1. 熟悉认知功能障碍的症状,康复评定及治疗方法。

2. 选取合适病患进行康复治疗。

【思考题】

1. 认知功能障碍的治疗注意事项?

2. 如何准确的评价患者认知障碍程度?

第七节 排便功能障碍的传统康复治疗

【目的要求】

1. 了解神经源性膀胱和直肠定义、病因、分类。

2. 熟悉神经源性膀胱和直肠的传统康复治疗。

【预习内容】

1. 预习排便功能障碍的分类。

2. 预习排便功能障碍的康复评定。

　　3. 预习排便功能障碍的传统康复治疗方法 。

【学时数】

　　见习 1 学时。

【见习内容】

　　1. 熟悉排便功能障碍的临床症状和康复评定方法。

　　2. 根据患者临床症状的严重程度制定合理治疗方案。

　　3. 以 2 人小组形式模拟针灸治疗, 相互演练治疗流程。

【思考题】

　　1. 神经源性膀胱和直肠临床治疗中应该注意些什么?

　　2. 如何让排便障碍的患者选取合适的治疗方法?

第八节　心肺功能障碍的传统康复治疗

【目的要求】

　　1. 掌握心肺功能障碍的传统康复方法。

　　2. 熟悉心肺功能障碍的临床表现和特征, 以及康复评定方法。

【预习内容】

    1. 预习心肺功能障碍的康复评定方法。

    2. 预习心肺功能障碍的传统康复治疗方法。

【学时数】

    见习 1 学时。

【见习内容】

    1. 熟悉患者病史，临床症状及康复评定结果。

    2. 根据患者评定结果制定康复治疗方法。

    3. 以 2 人小组形式模拟心肺功能康复治疗。

【思考题】

    1. 心肺功能障碍康复治疗注意事项有哪些?

    2. 如何预防再次发作?

第九节　长期制动的传统康复治疗

【目的要求】

    1. 掌握长期制动患者各系统的传统康复方法。

    2. 熟悉长期制动后各系统受累的临床表现和特征。

【预习内容】

    1. 预习各系统长期制动后的临床症状。

    2. 预习各系统长期制动后的传统康复方法。

【学时数】

    见习 1 学时。

【见习内容】

    1. 熟悉长期制动各系统临床症状。

    2. 掌握长期制动各系统受累后的治疗方法。

    3. 选取合适病患进行临床操作见习。

【思考题】

    如何减少长期制动给各系统带来的危害？

第二部分
康复功能评定学

主　编　何晓阔　徐远红

副主编　周建瑞

编　委　（按姓氏拼音排序）

李　强　刘　飞　王　强

向华奎　鄢　欢　张远洋

第一章　人体形态的评定

【目的要求】

　　1. 掌握人体形态评定的内容。

　　2. 掌握身体姿势的评定。

　　3. 掌握体格评定的注意事项以及测量。

　　4. 熟悉体格标志。

　　5. 了解人体形态的发展。

【预习内容】

　　1. 体格评定的测量方法以及测量内容。

　　2. 人体形态的发展。

【学时数】

　　见习 2 学时。

【见习内容】

　　1. 带领学生熟悉体格标志，了解注意事项。

　　2. 三人为一小组，一人扮演患者，一人扮演治疗师，一人扮演观察员，用软尺测量患者的身体长度，做一个评定。

【思考题】

　　1. 正确的和异常的身体姿势有哪些?

　　2. 简述评定的注意事项。

第二章　神经系统的反射的评定

【目的要求】

1. 掌握神经反射发育的评定。

2. 了解反射发育的过程、反射产生的结构基础、反射的分类及评定目的。

【预习内容】

1. 发育的过程。

2. 神经反射发育的评定。

【学时数】

见习 1.5 学时。

【见习内容】

三人为一小组，一人扮演患者，一人扮演治疗师，一人扮演观察员，治疗师对患者进行神经反射发育的评定，确定为阴性还是阳性，做出评定。

【思考题】

1. 人体的发育过程是怎样的？

2. 脊髓水平、脑干水平、中脑水平、大脑皮质水平以及其他常用的神经反射的内容是什么？

第三章　心肺功能的评定

【目的要求】

1. 掌握心功能分级。

2. 掌握呼吸困难分级以及肺容积和肺通气功能测定。

3. 熟悉心电运动试验。

4. 了解心肺遥测系统的应用。

【预习内容】

1. 肺容积和肺通气功能测定。

2. 心电运动试验。

【学时数】

见习 1.5 学时。

【见习内容】

一名学生扮演患者，一名学生扮演治疗师，一名学生扮演观察者，患者进行六分钟步行实验，完了测定该名患者的心率，血压及其他相关数值，为该名患者做心肺功能评定结果。

【思考题】

心肺功能的分级以及评定方法有哪些?

第四章　感觉功能的评定

【目的要求】

　　1. 掌握感觉，感觉障碍的分类。

　　2. 掌握感觉的评定。

　　3. 掌握感觉检查和评定的注意事项。

【预习内容】

　　1. 感觉的概念。

　　2. 感觉评定适应证及禁忌证。

【学时数】

　　见习 2 学时。

【见习内容】

　　一名学生扮演患者，一名学生扮演治疗师，一名学生扮演观察员，治疗师对患者进行浅感觉、深感觉、复合感觉的评定。

【思考题】

　　1. 感觉功能障碍的评定方法有哪些？

　　2. 简述评定的注意事项。

第五章　肌张力的评定

【目的要求】

1. 掌握肌张力的概念。

2. 掌握正常肌张力的分类。

3. 掌握改良 Ashworth 痉挛评定标准（MAS）。

4. 熟悉异常肌张力的分类。

5. 熟悉反射检查评定。

6. 熟悉肌张力的神经科分级。

7. 了解生物力学评定方法和电生理评定方法。

【预习内容】

1. 肌张力的概念和分类。

2. 肌力评定方法、标准及注意事项。

3. 痉挛的定义和特征及其特殊表现。

4. 改良 Ashworth 痉挛评定标准（MAS）。

5. 反射检查评定。

6. 肌张力的神经科分级。

【学时数】

见习 2 学时。

【见习内容】

以三人为一小组，一人扮演患者，一人扮演治疗师，一人为观察员，结合视频资料及讲解，练习肌张力评定、改良 Ashworth 痉挛评定、常采取的反射检查及屈肌反射等。

【思考题】

1. 试述改良 Ashworth 肌张力分级评定标准。
2. 试述异常肌张力的分类及其形成原因。
3. 试述肌张力评定的目的。

第六章　肌力的评定

【目的要求】

    1. 掌握肌力的概念。

    2. 掌握肌肉的分类。

    3. 熟悉影响肌力的因素。

    4. 掌握肌力分级标准。

    5. 熟悉肌力评定的注意事项。

    6. 掌握主要肌肉的手法检查方法。

【预习内容】

    1. 肌力的概念和影响肌力的因素。

    2. 肌力分级标准和肌力评定的注意事项。

    3. 主要肌肉的手法检查方法。

【学时数】

    见习 5 学时。

【见习内容】

    以三人为一小组，一人扮演患者，一人扮演治疗师，一人为观察员，结合视频资料及讲解，练习上肢主要肌肉的手法检查、下肢主要肌肉的手法检查等。

【思考题】

    1. 简述徒手肌力评定的特点、分级标准。

2. 简述影响肌力的因素。

3. 简述肌力评定的禁忌证。

4. 简述肌力评定的注意事项。

5. 简述肌力评定的目的及应用范围。

第七章　关节活动度的评定

【目的要求】

1. 掌握关节活动度的概念。

2. 掌握关节活动范围测定时的注意事项。

3. 掌握关节活动范围异常的常见原因。

4. 熟悉影响关节活动度的各种因素。

5. 熟悉关节活动度评定的目的。

6. 熟悉关节活动度评定的工具及评定原则。

7. 掌握主要关节活动度的测量方法。

8. 了解关节的分类、结构及特性。

【预习内容】

1. 关节活动度评定方法、标准及意义。

2. 关节活动范围测定时的注意事项。

3. 影响关节活动度的各种因素。

4. 关节活动度评定的工具及评定原则。

5. 主要关节活动度的测量方法。

【学时数】

见习 5 学时。

【见习内容】

以三人为一小组，一人扮演患者，一人扮演治疗师，一人为观察员，结合视频资料及讲解，练习颈椎关节活动度的测量、胸、腰椎关节活动度的测量、肩关节活动度的测量及肘关节活动度的测量等。

【思考题】

1. 关节活动范围异常的常见原因有哪些?

2. 关节活动度测定的主要目的是什么?

3. 决定关节活动度范围的因素有哪些?

4. 测量关节活动度范围的注意事项是什么?

第八章 协调与平衡评定

【目的要求】

1. 掌握协调与平衡的概念。

2. 掌握协调障碍的概念和常见类型。

3. 掌握平衡反应及其表现方式。

4. 熟悉协调评定的目的、分级与内容。

5. 熟悉平衡评定的目的、分级与适应证。

6. 熟悉平衡种类与评定方法。

7. 掌握协调评定方法与临床常用平衡评定方法。

8. 了解协调的常见表现。

【预习内容】

1. 协调与平衡的概念。

2. 协调障碍的概念和常见类型。

3. 平衡反应及其表现方式。

4. 协调评定的目的、分级与内容。

5. 平衡评定的目的、分级与适应证。

6. 协调评定方法与临床常用平衡评定方法。

【学时数】

见习 2 学时。

【见习内容】

以三人为一小组，一人扮演患者，一人扮演治疗师，一人为观察员，结合视频资料及讲解，练习协调试验和平衡反应测试等。

【思考题】

1. 平衡功能评定的目的是什么？

2. 试说明非平衡性协调功能障碍的评分标准。

3. 平衡性协调功能障碍的评分标准是什么？

4. 临床常用的非平衡性协调功能评定试验有哪些？

5. 简述 Berg 平衡量表的评分标准和评定内容及分级方法。

第九章　步态分析

【目的要求】

1. 掌握步态分析的定义、目的、基本要求。

2. 熟悉引起常见异常步态的原因与表现。

【预习内容】

1. 步态分析方法。

2. 常见异常步态模式的评定。

【学时数】

见习 3 学时。

【见习内容】

1. 以三人为一小组，一人扮演患者，一人扮演治疗师，一人为观察员，结合视频资料及讲解，练习步态分析。

2. 结合具体病人分别给病人做步态分析。

【思考题】

1. 正常步态的基本构成有哪些？

2. 临床上常见的步态分析方法有哪些？

3. 偏瘫步态的表现有哪些？

第十章 神经电生理检查

【目的要求】

1. 掌握神经电生理检查的定义、目的、基本要求。

2. 熟悉神经肌电图检查。

3. 熟悉诱发电位。

4. 了解电诊断在康复医学中的应用。

【预习内容】

1. 电生理检查的基本要求。

2. 肌电图检查。

【学时数】

见习 3 学时。

【见习内容】

1. 以三人为一小组,一人扮演患者,一人扮演治疗师,一人为观察员,结合视频资料及讲解,练习神经电生理检查。

2. 结合具体病人分别给病人做神经电生理检查。

【思考题】

1. 神经肌肉电生理的特性有哪些?

2. 肌电图检查常用的肌肉解剖定位和进针部位有哪些?

3. 神经传导测定的计算方法?

第十一章　日常生活活动能力评定

【目的要求】

1. 掌握日常生活活动能力评定的定义、目的、基本要求。

2. 掌握日常生活活动能力评定时的注意事项。

3. 掌握常用的 ADL 评定方法。

【预习内容】

1. 日常生活活动能力评定的常用方法。

2. 日常生活活动能力评定时的注意事项。

【学时数】

见习 3 学时。

【见习内容】

1. 以三人为一小组，一人扮演患者，一人扮演治疗师，一人为观察员，结合视频资料及讲解，练习日常生活活动能力评定。

2. 结合具体病人分别给病人做日常生活活动能力评定。

【思考题】

1. Barthel 指数评定 FIM 评定最大的区别是什么?

2. FIM 的得分标准有哪些?

第十二章 生活质量的评定和社会功能评定

【目的要求】

1. 掌握生活质量的评定和社会功能评定的定义、目的、基本要求。

2. 掌握生活质量的评定和社会功能评定注意事项。

3. 熟悉相关评定量表。

【预习内容】

1. 生活质量的评定和社会功能评定注意事项。

2. 生活质量的评定和社会功能评定主要内容。

【学时数】

见习 3 学时。

【见习内容】

1. 以三人为一小组，一人扮演患者，一人扮演治疗师，一人为观察员，结合视频资料及讲解，练习生活质量的评定和社会功能评定。

2. 结合具体病人分别给病人做生活质量的评定和社会功能评定。

【思考题】

1. 影响生活质量的因素有哪些？

2. 社会功能评定的内容有哪些？

第十三章　常见骨关节疾病的评定

【目的要求】

1. 掌握常见骨关节疾病的评定的定义、目的、基本要求。

2. 掌握常见骨关节疾病的评定时的注意事项。

3. 熟悉常见骨关节疾病的评定的评定标准。

4. 熟悉引起常见骨关节疾病的原因与表现。

【预习内容】

1. 常见骨关节疾病的评定时的注意事项。

2. 常见骨关节疾病的评定的主要内容。

【学时数】

见习 3 学时。

【见习内容】

1. 以三人为一小组，一人扮演患者，一人扮演治疗师，一人为观察员，结合视频资料及讲解，练习常见骨关节疾病的评定。

2. 结合具体病人分别给病人做常见骨关节疾病的评定。

【思考题】

1. 骨性关节炎的临床表现有哪些?

2. 强直性脊柱炎的原因有哪些?

3. 肩周炎的疼痛分级有哪些?

第十四章 常见的神经疾病的评定

【目的要求】

1. 掌握常见的神经疾病的评定的目的、基本要求。

2. 掌握常见的神经疾病的评定时的注意事项。

3. 熟悉常见神经疾病的临床表现。

【预习内容】

1. 常见神经疾病评定的内容。

2. 常见的神经疾病的评定时的注意事项。

【学时数】

见习 3 学时。

【见习内容】

1. 以三人为一小组，一人扮演患者，一人扮演治疗师，一人为观察员，结合视频资料及讲解，练习常见的神经疾病的评定等。

2. 结合具体病人分别给病人做常见的神经疾病的评定。

【思考题】

1. 常见的神经疾病有哪些?

2. 周围神经损伤的临床表现有哪些?

3. 中枢神经损伤与周围神经损伤的区别是什么?

第三部分
物理治疗学

主　编　徐远红　朱小虎

副主编　朱艳霞

编　委　（按姓氏拼音排序）

陈从山　李海峰　梁　文

刘　飞　乔昱音　王　强

鄢　欢　张远洋　赵　峰

邹玮庚

第一章 概论、关节活动技术见习指导

【目的要求】

1. 掌握物理治疗学,关节活动范围的训练技术的定义。

2. 掌握运动治疗和物理因子范畴,关节活动基础(构成-类型-运动)。

3. 掌握物理治疗和物理因子治疗对人体的作用,影响关节活动主要因素。

4. 掌握改善关节活动的技术与方法。

5. 掌握关节活动技术的临床应用(适应证-禁忌证)和制动对关节活动的影响。

6. 掌握上下肢关节及躯干活动技术。

【预习内容】

1. 物理治疗和物理因子治疗对人体的作用。

2. 关节的基本构造和辅助结构,关节的运动。

3. 影响关节活动度的生理病理因素。

4. 主动运动,主动助力运动,被动运动,持续被动运动各自适应证及操作方法和步骤。

5. 肩肘腕,髋膝踝,颈腰部的解剖学及运动学概要和具体活动技术。

【学时数】

见习 2 学时。

【见习内容】

1. 熟悉关节活动基础（构成-类型-运动），掌握各关节的基本构造和辅助结构，关节的活动方向，影响关节活动度和稳定性的因素。

2. 熟悉影响关节活动度的生理病理因素，各种改善关节活动度的技术方法以及相应适应证，注意事项。

3. 掌握肩肘腕，髋膝踝，颈腰部的解剖学及运动学概要和具体活动技术，能够准确评估患者具体关节活动情况，做出对应分析，并且选择具体改善方法。

4. 学生分组进行模拟评估和具体操作练习。

【思考题】

1. 运动治疗方法如何选择？

2. 肩肘腕，髋膝踝，颈腰部的解剖学概要是什么？

3. 常见影响关节的运动度的因素有哪些？

4. 肩肱节律在肩关节活动技术中如何运用？

5. 髋关节的具体关节活动技术有哪些？

第二章 体位转换技术见习指导

【目的要求】

1. 掌握体位转移技术的定义与分类，基本原则。

2. 掌握偏瘫患者床上的转移活动，座位与立位之间的转移，床与轮椅间的转移，被动转移技术。

3. 掌握四肢瘫患者与截瘫患者的体位转移技术与转移前训练准备。

4. 掌握脑瘫患儿的体位转移技术，不同类型患儿的抱法。

【预习内容】

1. 体位转移的基本原则和分类。

2. 各种转移方法的具体步骤与注意事项。

3. 偏瘫，截瘫患者床上，床-轮椅间，被动转移操作方法。

【学时数】

见习 2 学时。

【见习内容】

1. 熟悉独立转移和辅助转移的基本原则转移前训练准备。

2. 熟悉偏瘫患者床上的转移活动（翻身-卧位

移动-起坐），座位与立位之间的转移（独立-辅助），床与轮椅间的转移，被动转移技术。

脊髓损伤患者的翻身，起坐，床-轮椅间，轮椅-地板（不同损伤平面）转移具体步骤与注意事项以及治疗师体位选择。

3. 脑瘫患儿的体位转移技术，不同类型患儿的抱法。

根据患者情况，针对性的指导患者及家属进行辅助转移。

4. 两人一组进行模拟转移训练。

【思考题】

1. 转移技术如何选择？

2. 偏瘫患者与截瘫患者转移技术的异同？

3. 怎样提高患者独立转移的能力？

第三章　肌肉牵伸技术见习指导

【目的要求】

1. 掌握牵伸技术的治疗原理,定义,作用,分类。

2. 掌握全身主要肌群徒手被动牵伸的方法。

3. 掌握软组织牵伸的解剖生理基础,软组织挛缩及其类型,牵伸技术参数。

4. 掌握肌肉牵伸程序和临床运用。

【预习内容】

1. 预习骨骼肌收缩方式,牵伸的作用。

2. 预习挛缩的定义和类型,被动牵伸和主动抑制的方法,牵伸技术参数。

3. 预习全身主要肌群徒手被动牵伸的方法。

4. 预习牵伸的适应证和禁忌证。

【学时数】

见习 2 学时。

【见习内容】

1. 骨骼肌解剖生理学特性,影响骨骼肌收缩的因素。

2. 软组织挛缩的类型,被动牵伸和主动抑制及其他有助与牵伸的方法。

3. 运用牵伸技术改善痉挛及挛缩状态,制定行之有效的治疗方法。

4. 全身主要肌群徒手被动牵伸操作与注意事项。

5. 安排适当病人进行实际操作演练。

【思考题】

1. 软组织牵伸技术参数是什么?

2. 骨骼肌收缩方式与牵伸技术的选择关系?

3. 肩部肌群的牵伸操作步骤有哪些?

4. 跟腱牵伸的操作方法?

第四章 关节松动技术见习指导

【目的要求】

1. 掌握关节松动技术的定义和手法操作的基本运动。

2. 掌握关节松动技术的手法等级，选择和治疗作用。

3. 掌握关节松动技术的操作程序和手法应用技巧。

4. 掌握上下肢主要关节和脊柱关节的关节松动技术手法操作要领。

【预习内容】

1. 预习关节的功能解剖学及人体运动学基本知识，关节的生理运动和附属运动。

2. 预习关节松动技术的手法分级和治疗作用及临床运用。

3. 预习上下肢主要关节和脊柱关节的运动学概要，关节活动情况的评估。

4. 预习具体关节松动技术的操作程序和手法应用技巧。

【学时数】

见习 4 学时。

【见习内容】

1. 熟练进行主要关节的关节活动状况的评估，关节的功能解剖学及人体运动学基本知识。

2. 关节松动技术的手法等级，手法等级选择和治疗作用，（牵引-滑动-摆动）具体操作。

3. 肩关节，膝关节的关节活动评定与具体操作。

4. 帮助指导患者进行康复锻炼。

5. 分组练习，并给予相应示范和指导。

【思考题】

1. 关节松动的手法等级标准和等级选择？

2. 盂肱关节关节松动操作时患者与治疗师体位的选择以及具体操作？

3. 股胫关节关节松动操作要领？

4. 如何指导肩周炎患者进行康复训练？

第五章　肌力训练技术见习指导

【目的要求】

1. 掌握肌肉生理学，运动学概念。

2. 掌握影响肌力的主要因素和肌力下降的常见原因，超量恢复的概念。

3. 掌握肌力训练基本原则和常用方法及选择原则，临床运用。

4. 掌握增强主要骨骼肌肌力的训练技术。

【预习内容】

1. 预习肌肉生理学，运动学概念，解剖学基本知识。

2. 预习影响肌力的主要因素和肌力训练的基本原则，注意事项。

3. 预习徒手肌力评定的操作，各种训练方法的选择，"tens"方法的操作。

4. 预习等长、等张、等速训练的适用范围和训练方法。

【学时数】

见习 2 学时。

【见习内容】

1. 复习主要肌肉的 MMT 操作。

2. 肌力训练的原理和方法选择与注意事项，肩关节和髋关节及膝关节周围肌群的解剖学知识。

3. 肩关节和髋关节及膝关节周围肌群肌力训练的训练技术，动作设计。

4. 分组练习，给予相应示范和指导。

【思考题】

1. 影响肌力的主要因素有哪些？

2. 肌力和肌耐力的概念？

3. 如何选择肌力训练的训练方法？

4. 试述股四头肌肌力训练的具体操作？

5. 如何增强肩关节稳定性对应的肌力训练？

第六章 牵引疗法

【目的要求】

1. 掌握颈椎牵引关节功能牵引的方法、适应证、禁忌证，不良反应及预防。

2. 掌握腰椎牵引的方法、适应证、禁忌证、不良反应及预防。

3. 掌握四肢关节功能牵引的方法、适应证、禁忌证，不良反应及预防。

4. 牵引疗法的治疗作用及临床应用。

【预习内容】

1. 预习牵引的定义与分类、治疗作用。

2. 颈椎牵引的治疗作用、方法及临床应用。

3. 腰椎牵引的治疗作用、方法及临床应用。

4. 四肢关节牵引的治疗作用、方法及临床应用。

【学时数】

见习 2 学时。

【见习内容】

1. 掌握颈椎牵引的治疗作用，牵引方法，适应证，禁忌证，注意事项。

2. 腰椎牵引的治疗作用，牵引方法，包括骨盆重锤牵引，斜位自重牵引，电动牵引，三维多功能牵引；以及腰椎牵引的临床应用。

3. 四肢牵引的器具及操作方法，治疗作用，适应证，禁忌证。

4. 熟悉持续皮肤牵引和持续骨牵引定义及临床应用。

【思考题】

1. 腰椎牵引的治疗作用有哪些？

2. 试述颈、腰椎的解剖概要。

3. 试述腰椎牵引的体位，牵引重量，牵引时间。

4. 牵引的生理学效应及其影响因素有哪些？

5. 牵引的治疗作用有哪些？

第七章　平衡与协调

【目的要求】

1. 掌握平衡的定义与分类，平衡的维持机制。

2. 掌握影响平衡训练的因素及原则。

3. 掌握平衡训练的方法及注意事项。

4. 掌握影响协调训练的因素，基本原则，训练方法及注意事项。

【预习内容】

1. 平衡的概念，维持平衡的机制。

2. 平衡训练的方法。

3. 影响平衡训练的因素及原则。

4. 协调的概念，影响协调的因素，协调训练的方法。

【学时数】

见习 2 学时。

【见习内容】

1. 平衡的定义以及分类。

2. 平衡的维持机制。

3. 平衡的评定方法。

4. 协调的定义,分类,维持机制以及评定方法。

5. 影响平衡训练的因素、原则、训练方法。

6. 影响协调训练的因素、原则、训练方法。

【思考题】

1. 维持人体平衡的机制是什么?

2. 影响平衡的因素有哪些?

3. 当人体平衡发生改变时可以通过哪三种调节机制或姿势性协同运动模式来应变?

4. 偏瘫病人怎样进行平衡协调训练?

5. 平衡训练的基本原则是什么?

第八章　步行功能训练

【目的要求】

1. 掌握步行的基本概念。

2. 掌握步态分析的方法。

3. 熟悉步行训练的条件。

4. 熟悉针对性步行训练的方法。

5. 掌握常见的异常步态以及矫正训练方法。

6. 掌握下肢髋、膝、踝的解剖结构。

【预习内容】

1. 髋、膝、踝的解剖结构及组成。

2. 步态、步行周期、支撑相、摆动相的定义。

3. 正常步行周期中主要肌肉的作用。

4. 步态分析的方法。

5. 步行训练的条件，训练方法。

6. 常见的异常步态及矫正方法。

【学时数】

见习 2 学时。

【见习内容】

1. 步行训练的基本条件。

2. 如何进行步行训练。

3. 常见异常步态的矫正方法。

4. 步行训练的注意事项。

【思考题】

1. 什么是步态分析，常用的基本参数以及定义？

2. 进行步行训练的前提条件有哪些？

3. 常见的异常步态有哪些？如何矫正？

第九章 Bobath 技术

【目的要求】

1. 掌握 Bobath 技术的基本原理。

2. 掌握 Bobath 基本技术及操作方法。

3. 掌握 Bobath 临床应用。

【预习内容】

1. 神经发育疗法的基本理论。

2. Bobath 技术治疗的基本原则。

3. Bobath 基本技术在临床中的应用范畴。

4. 从 Bobath 技术中对脑瘫，脑卒中的认识。

【学时数】

见习 2、3 学时。

【见习内容】

1. 掌握 Bobath 技术的基本原理，传统 Bobath 理论与现代理论有何区别。

2. 掌握 Bobath 基本技术，如控制关键点，人体的关键点有哪些以及基本的操作方法。

3. Bobath 技术在治疗脑瘫患儿中的应用，包括治疗原则，治疗性活动分析。

4. 学生模拟相互进行操作。

【思考题】

1. Bobath 技术的治疗原则？

2. 如何应用 Bobath 技术对脑瘫患儿进行治疗？

3. 人体有哪些姿势反射？

4. 应用 Bobath 技术对患者进行作业治疗活动分析？

5. 治疗脑卒中患者中如何正确应用 Bobath 技术对患者的异常运动模式进行控制，诱发正确的运动？

第十章 Brunnstrom 方法、Rood 技术

【目的要求】

1. 掌握 Brunnstrom 方法、Rood 技术的基本治疗原理。

2. 掌握 Rood 基本技术,促进技术和抑制技术。

3. 掌握 Rood 技术在临床中的应用。

4. 掌握中枢神经系统损伤后 Brunnstrom 的分级。

5. 熟悉脑卒中后的运动模式。

【预习内容】

1. 易化技术的概念。

2. Brunnstrom、Rood 治疗原则。

3. Brunnstrom 疗法的原理、技术及临床应用。

4. Rood 疗法的原理、技术及临床应用。

【学时数】

见习 5 学时。

【见习内容】

1. Brunnstrom 的分期,每一期上下肢,手的表现。

2. 区分共同运动和联合反应,从患者身上找出

异同点。

　　3. Rood 中哪些是促进技术，哪些是抑制技术。

　　4. Brunnstrom，Rood 技术的临床应用。

【思考题】

　　1. 何为 Rood 技术,何时选用 Rood 的促进技术?

　　2. 简述 Brunnstrom 偏瘫动能评定分级方法。

　　3. Brunnstrom 偏瘫下肢功能恢复的 6 阶段?

　　4. 应用 Rood 技术需注意哪些问题?

第十一章　本体神经肌肉促进技术

【目的要求】

1. 掌握 PNF 技术的基本概念和理论基础。

2. 掌握 PNF 技术的基本手法和程序以及它的特殊手法技术。

3. 掌握 PNF 技术的"螺旋对角交叉"式的运动模式。

4. 掌握 PNF 技术的临床运用的适应证和禁忌证。

【预习内容】

1. 预习 PNF 技术的定义和基本原则。

2. 预习 PNF 技术的神经生理学原理及其特征。

3. 预习 PNF 技术在日常生活中的功能活动。

4. 预习 PNF 技术的特殊治疗方式以及上肢和下肢的运动模式。

5. 预习 PNF 技术的临床治疗中的具体问题的治疗方法，适应证和禁忌证。

【学时数】

见习 2 学时。

【见习内容】

1. 熟悉 PNF 技术与功能相关的动作和模式的

训练。

2. 熟悉治疗技术中的手法接触以及对躯干和四肢的挤压。

3. 掌握特殊手法中的主动肌定向和拮抗肌反转及放松技术。

4. 掌握上下肢 D1 与 D2 基本的运动模式与手法操作。

5. 同学之间分组进行练习，进行 PNF 技术的手法操作。

【思考题】

1. 参与上下肢 D1 与 D2 基本运动模式有哪些主要肌群？

2. PNF 技术对肩关节、膝关节功能障碍、脊髓损伤与偏瘫患者进行康复的训练方法与侧重点？

3. PNF 技术对常见功能障碍有哪些进行训练的方法？

4. PNF 技术在设计治疗目标与方案时需要考虑哪些因素？

第十二章 运动再学习技术

【目的要求】

1. 掌握运动再学习技术的基本概念，实施原则及运动再学习方案设计的步骤。

2. 熟悉基本运动功能训练的内容正常功能及基本成分，训练步骤。

3. 了解上运动神经元损伤的综合征表现及功能恢复的机制。

4. 运用运动再学习技术，指导患者进行日常功能训练。

【预习内容】

1. 运动再学习技术的基本概念和特征。

2. 上运动神经元损伤的临床表现和适应性特征。

3. 运动再学习技术的控制机制和三个学习阶段。

4. 脑卒中患者常见的运动障碍制定的具体训练方案。

【学时数】

见习1学时。

【见习内容】

1. 熟悉运动再学习技术的基本原则。

2. 熟悉脑卒中患者运动功能障碍的异常表现及丧失成分。

3. 学习脑卒中患者从仰卧位到床边坐起的具体步骤和训练方式。

4. 熟悉脑卒中患者平衡及日常转移和行走过程中的生物力学特点和功能的训练。

【思考题】

1. 运动再学习技术的三个阶段各有什么特点?

2. 针对脑卒中患者出现的运动障碍实施运动再学习方案时需要考虑哪些问题?

3. 脑卒中患者坐位平衡与站位平衡常见的问题?

4. 分析脑卒中患者上肢有哪些常见问题?

5. 如何帮助脑卒中患者将功能训练转移到日常生活中?

第十三章　强制性使用运动治疗

【目的要求】

1. 掌握强制性使用运动治疗的基本概念和特点。

2. 学习 CIMT 的具体治疗方案和临床应用。

3. 掌握 CIMT 的适应证和禁忌证。

【预习内容】

1. 预习强制性使用运动治疗的产生机制和训练原则。

2. 预习习得性失用和习得性使用的定义和其发展过程。

3. 预习 CIMT 的组成和注意事项。

4. 预习 CIMT 的功能评价量表（WMFT）和评分细则。

5. 预习 CIMT 在临床上的应用范围和治疗方案。

【学时数】

见习 1 学时。

【见习内容】

1. 熟悉 Wolf 运动功能试验，进行 CIMT 功能评价。

2. 熟悉强制性使用运动治疗的入选标准，进行评定。

3. 熟悉 CIMT 治疗方案的三个方面,掌握常见训练内容。

4. 熟悉临床中 CIMT 疗法对其他疾病的应用

【思考题】

1. CIMT 在临床应用中有哪些排除标准?

2. CIMT 在集中、强化训练患肢中有哪些具体的训练方法?

3. CIMT 在其他领域还有哪些应用?

第十四章　心肺功能训练

【目的要求】

1. 掌握心功能训练的基本概念和生理基础。

2. 掌握心功能评定中运动试验的适应证和禁忌证，具体训练方案的实施。

3. 掌握影响肺功能的相关因素和功能障碍，学习呼吸训练的适应证和禁忌证。

4. 掌握有氧训练的训练机制及其临床注意事项。

【预习内容】

1. 预习心功能训练的概念和循环机制。

2. 预习心功能训练中运动试验的试验方案和注意事项。

3. 预习肺功能训练实施的方案及其适应证和禁忌证。

4. 预习有氧训练的训练方案，适应证和禁忌证。

【学时数】

见习 1 学时。

【见习内容】

1. 熟悉心功能评定的相关量表和试验方案。

2. 熟悉心功能训练评定的计算方法和仪器的

使用。

  3. 熟悉影响心肺功能的相关影响因素。

  4. 熟悉呼吸训练实施过程中不同的呼吸模式和发生机制。

【思考题】

  1. 影响心肺功能的常见疾病有哪些？

  2. 呼吸训练中有哪些肌肉参与其中？

  3. 有氧运动的训练方式有哪些？

第十五章　引导式教育

【目的要求】

1. 掌握引导式教育的定义和理论基础。

2. 掌握引导式教育的基本原则要求。

3. 掌握引导式教育在临床中的具体应用和教育体系的特点。

4. 掌握正常儿童的发育和基本动作模式。

5. 掌握引导式教育的实施方法和相关的实施程序。

【预习内容】

1. 预习引导式教育的概念和功能适应理论。

2. 预习引导式教育在功能障碍患儿中的应用原则。

3. 预习儿童发育过程中的正常运动模式和脑瘫患儿的异常动作模式及对策。

4. 预习引导式教育中组织和实施的过程和训练用具的使用方法和技巧。

【学时数】

见习 1 学时。

【见习内容】

1. 熟悉引导式教育对功能障碍儿的教育引导方法。

2. 熟悉引导式教育的基本原则和理论和儿童的基本运动模式。

3. 熟悉运用引导式教育实施方法为患儿进行康复训练及指导。

4. 运用引导式教育方法与患儿家属进行沟通治疗。

【思考题】

1. 如何有效运用引导式教育方法对患儿进行治疗？

2. 相对于正常儿童，脑瘫性患儿存在哪些异常模式？

3. 痉挛性脑瘫患儿异常运动模式有哪些具体表现如何对其进行引导式教育治疗？

第十六章　直流电疗法

【目的要求】

1. 掌握　直流电疗法和直流电药物离子导入疗法的操作方法、禁忌证；操作过程中应注意的问题及解决方法。

2. 熟悉　直流电疗法的基本治疗作用；直流电离子导入疗法中所导入药物的选择原则和适应证。

3. 了解　直流电疗法的作用机制。

4. 具有医疗思维和素养，能进行基本的诊疗操作；能使用、管理和操作常用仪器和设备，安排与管理安全、适合的医疗和康复环境能与患者进行沟通，进行健康教育；能与相关医务人员进行专业交流。

【预习内容】

1. 预习直流电疗法的生物物理和化学作用。

2. 预习直流电疗法和直流电离子导入疗法的治疗技术和临床应用原则。

3. 预习直流电疗法的作用机制。

【学时数】

见习 1 学时。

【见习内容】

1. 熟悉直流电常用仪器的调控管理和操作。

2. 熟悉直流电疗法和直流电药物离子导入的操作方法。

3. 熟悉熟悉基本的诊疗操作,能与患者进行沟通和康复宣教。

【思考题】

1. 列举直流电离子导入疗法的治疗方法?

2. 直流电药物离子导入疗法有哪些治疗作用?

3. 请利用化学知识列出四种直流电治疗仪输出极性的鉴定方法?

4. 直流电疗法的适应证和禁忌证有哪些?

第十七章　低频电疗法

【目的要求】

1. 掌握低频电疗法的基本概念,分类及临床操作方法、适应证及禁忌证。

2. 熟悉低频电疗法的临床应用及治疗作用。

3. 了解低频电治疗的参数;低频电疗法的治疗原理。

4. 具有医疗思维和素养,能进行基本的诊疗操作;能使用,管理和操作常用仪器和设备,安排与管理安全、适合的医疗和康复环境。

5. 能与患者进行沟通,进行健康教育;能与相关医务人员进行专业交流。

【预习内容】

1. 预习低频电疗法的基本概念和临床操作方法、适应证及禁忌证。

2. 预习低频电疗法的生理作用和治疗机制。

3. 预习低频电的参数范围和其物理特性。

4. 预习不同类型低频电刺激方法的物理特性和治疗作用。

【学时数】

见习 3 学时。

【见习内容】

1. 熟悉低频电疗法的分类和临床操作方法。

2. 熟悉低频电疗法的参数和调控原则。

3. 熟悉基本的诊疗操作,能使用管理和操作常用仪器,与医务人员进行专业交流,能与患者进行沟通,进行康复宣教。

【思考题】

1. 感应电疗法的适应证有哪些?

2. 小儿脑瘫临床分型有很多种,请选用合适的低频电疗法针对不同类型的脑瘫患儿进行相应治疗?

3. 神经肌肉电刺激在临床中有哪些应用?

4. 低频电疗法的分类有哪些?

第十八章　中频电疗法

【目的要求】

1. 掌握中频电疗法的治疗作用、适应证、禁忌证、注意事项；中频电疗法的操作技术。

2. 掌握中频电疗法的物理特性，生物适应特点；中频电疗法的治疗原理。

3. 了解中频电疗法的分类。

4. 具有基本的医疗思维和素养，能规范的开展各项中频电的诊疗活动，能规范使用管理设备和仪器，能与患者及家属进行沟通，开展健康教育。

【预习内容】

1. 预习中频电疗法的作用特点，适应证、禁忌证、注意事项以及具体的操作技术。

2. 预习中频电疗法的分类和具体适用范围。

3. 预习中频电疗法的物理特性，作用机制。

4. 预习干扰电疗法的分类和治疗作用。

【学时数】

见习 3 学时。

【见习内容】

1. 熟悉中频电疗法的基础分类和治疗作用及相关的作用机制。

2. 熟悉中频电疗法的物理特性和使用的范围及注意事项。

3. 熟悉中频电疗法相关仪器的管理和使用。

4. 能规范的开展各项中频电的诊疗活动和患者进行沟通。

【思考题】

1. 中频电的生物作用特征有哪些?

2. 怎样理解立体动态干扰电流所形成的立体电场?

3. 试述中频电疗法的治疗机制?

4. 不同差频干扰电流的治疗作用?

5. 干扰电有哪些物理特性?

第十九章　高频电疗法

【目的要求】

1. 掌握高频电疗的定义与分类。

2. 掌握高频电疗的物理特性。

3. 掌握高频电疗的生理与治疗作用。

4. 熟悉五种高频电疗法的主要特点与作用。

5. 高频电疗法的适应证，禁忌证，注意事项。

【预习内容】

1. 高频电疗法的概念、波长、频率。

2. 高频电疗法的治疗作用。

3. 熟悉五种高频电疗法的主要特点及治疗作用。

4. 高频电疗法的适应证、禁忌证、注意事项。

【学时数】

见习 4 学时。

【见习内容】

1. 熟悉高频电疗的操作程序。

2. 掌握高频电疗机器的工作原理。

3. 熟悉不同机器的适用范围，五种高频电疗法的适应证、禁忌证及注意事项。

4. 同学之间相互操作练习。

【思考题】

1. 短波疗法的波长、频率、适应证、禁忌证是什么?

2. 超短波疗法的适应证、禁忌证、注意事项是什么?

3. 五种高频电疗法的主要特点及作用?

4. 微波分为哪几种波? 波长、频率分别是多少?

5. 高频电疗法的治疗作用有哪些?

第二十章 光 疗 法

【目的要求】

1. 掌握光疗的定义与临床上常用的几种光疗法的波长、频率。

2. 熟悉光的生物学基础。

3. 掌握红外线的治疗作用和治疗技术。

4. 掌握紫外线的生物物理特性、治疗作用以及紫外线的红斑分级。

5. 掌握激光疗法的生物学效应、治疗作用、临床应用。

【预习内容】

1. 红外线的治疗作用、治疗技术、临床应用。

2. 紫外线的生物物理特性、治疗作用以及紫外线的红斑分级，临床应用。

3. 激光疗法的生物学效应、治疗作用和临床应用。

【学时数】

见习 3 学时。

【见习内容】

1. 红外线的操作方法,照射方法的选择和照射剂量、适应证、禁忌证、注意事项。

2. 紫外线红斑反应的机制,紫外线红斑的分级和治疗作用,紫外线的照射方法、适应证、禁忌证和注意事项。

3. 激光疗法的治疗作用、操作方法、适应证、禁忌证及注意事项。

4. 分小组进行操作练习,掌握光疗机器的操作方法和治疗作用。

【思考题】

1. 简述光疗法的分类,各疗法的概念及其主要作用机制。

2. 简述紫外线的治疗作用。

3. 根据紫外线的治疗原理临床上还可以尝试治疗哪些疾病?

4. 综述激光疗法在外科领域治疗的新进展?

第二十一章　超声波疗法

【目的要求】

1. 掌握超声波疗法的常规剂量治疗法；超声波的临床应用。

2. 掌握超声波的物理特性；超声波疗法的治疗作用和治疗原则；超声波疗法的综合治疗的方法。

3. 了解超声波疗法的设备；超声波疗法的大剂量治疗法。

4. 具有基本的医疗思维和素养，能规范的开展各项中频电的诊疗活动，能规范使用管理设备和仪器，能与患者及家属进行沟通，开展健康教育。

【预习内容】

1. 预习超声波的性质和产生机制。

2. 预习超声波疗法的治疗作用。

3. 预习超声波的物理特性及其具体的治疗方法。

4. 预习超声波仪器的规范使用和调度范围。

【学时数】

见习 3 学时。

【见习内容】

1. 熟悉超声波的常规剂量和使用方法。

2. 熟悉超声波疗法的生物物理学效应和作用机制。

3. 熟悉超声波疗法的仪器设备的具体使用方法和操作技巧。

4. 熟悉超声波疗法在临床中的常见应用。

【思考题】

1. 简述使用超声波治疗时必须使用耦合剂的原因?

2. 试述在声波治疗时声头移动的意义?

3. 试述超声波在生活中有哪些应用?

4. 超声波温热作用有什么特点?

第二十二章　传导热疗法、压力疗法、磁疗

【目的要求】

1. 掌握磁场疗法的生理作用与治疗作用、临床应用。

2. 掌握常见的几种传导热疗法的治疗作用、治疗技术、临床应用。

3. 熟悉正压疗法、负压疗法、正负压疗法的治疗作用及临床应用。

4. 熟悉磁场的治疗技术。

【预习内容】

1. 磁场的生理作用和治疗作用。

2. 磁场的治疗技术和方法临床应用。

3. 传导热疗法的分类。

4. 压力疗法的治疗作用，临床应用。

【学时数】

见习 5 学时。

【见习内容】

1. 传导热疗法的生物学效应和治疗作用。

2. 石蜡疗法的治疗技术、适应证、禁忌证及注意事项。

3. 体外反搏疗法的治疗作用、适应证、禁忌证及注意事项。

4. 磁疗的生理作用、治疗作用、操作方法及临床应用。

5. 学生熟悉各种机器的操作程序,并进行操作演练。

【思考题】

1. 简述磁疗法的剂量分级。

2. 简述磁疗法的适应证、禁忌证及注意事项。

3. 对于脑卒中恢复期的患者,该如何选择传导热疗法,使用时的注意事项有哪些?

4. 对于骨折迟缓愈合的患者,该如何选择磁疗法,治疗原理是什么?

5. 试述石蜡疗法在康复治疗领域的研究新进展。

6. 简述皮肤表面加压疗法的作用。

第二十三章 水 疗 法

【目的要求】

1. 掌握水疗法的定义和分类；水疗法的操作技术；水疗法的操作特征、禁忌证和注意事项。

2. 熟悉水疗法的物理特性，治疗作用和临床应用；水疗法的设备和设施。

3. 了解水疗的历史；水疗对人体各系统的影响。

4. 具有基本的医疗思维和素养，能规范的开展各项中频电的诊疗活动，能规范使用管理设备和仪器，能与患者及家属进行沟通，开展健康教育。

【预习内容】

1. 预习水疗的生理效应和治疗作用。

2. 预习水中疗法分类和设施；水中运动疗法的操作技术。

3. 预习水疗的禁忌证和适应证，注意事项。

4. 预习水疗中冷冻疗法的治疗作用及作用特点。

【学时数】

见习 1 学时。

【见习内容】

　　1. 熟悉水疗法的作用原理和治疗作用。

　　2. 熟悉水疗法在治疗中具体实施的过程。

　　3. 能够掌握水疗的操作技巧和注意事项。

　　4. 熟悉水疗设备的使用。

【思考题】

　　1. 简述水中运动疗法的作用机制及训练方法。

　　2. 请从临床角度进行思考水疗法的治疗作用主要体现在哪些方面？

　　3. 在使用水疗法治疗时有哪些注意事项？

　　4. 水疗法的绝对禁忌证有哪些？

第二十四章　冷疗法与冷冻疗法

【目的要求】

1. 掌握冷疗法与冷冻疗法的基本定义、分类及临床操作方法；适应证及禁忌证。

2. 熟悉冷疗法与冷冻疗法的治疗作用和治疗原理。

3. 具有基本的医疗思维和素养，能规范的开展各项中频电的诊疗活动，能规范使用管理设备和仪器，能与患者及家属进行沟通，开展健康教育。

【预习内容】

1. 预习冷疗法的定义、治疗作用。

2. 预习冷疗法和冷冻疗法的具体治疗技术、仪器设备、临床应用。

3. 预习冷疗法和冷冻疗法的禁忌证和适应证。

【学时数】

见习 1 学时。

【见习内容】

1. 熟悉冷疗法与冷冻疗法的临床操作方法、注意事项。

2. 熟悉冷疗法与冷冻疗法相关设备和工具的使用。

3. 通过临床应用更进一步掌握冷疗法与冷冻疗法对人体组织的影响和意义。

【思考题】

1. 冷疗技术在运动损伤中有较为广泛的运用，请查阅资料说明在运动损伤中常用的冷疗技术有哪些？

2. 冷疗技术在外科疾病上的使用有哪些注意事项？

3. 冷冻疗法在加压冷冻治疗时要注意哪些情况？

第二十五章　生物反馈疗法、机器人辅助康复治疗、虚拟现实技术

【目的要求】

1. 掌握生物反馈疗法的概念与分类。

2. 掌握生物反馈疗法的训练方法与技巧，适应证，禁忌证及注意事项。

3. 熟悉生物反馈疗法的治疗原理及治疗作用。

4. 掌握虚拟现实技术的特点、治疗作用。

5. 熟悉机器人辅助康复技术的肢体功能训练的条件和方法。

【预习内容】

1. 虚拟现实技术的概念，作用原理，治疗作用。

2. 机器人辅助康复技术肢体功能训练。

3. 生物反馈疗法的作用机制与理论基础。

4. 生物反馈疗法的技术和方法。

【学时数】

见习 1 学时。

【见习内容】

1. 生物反馈疗法的训练方法与技巧、适应证、

禁忌证及注意事项。

2. 生物反馈疗法在临床中的应用范畴。

3. 肌电生物反馈在康复临床中的应用。

4. 虚拟现实技术的治疗作用，临床应用。

5. 机器人辅助康复技术在肢体功能训练中的使用原则与方法。

6. 学生分组进行模拟操作练习。

【思考题】

1. 简述生物反馈疗法的治疗原则。

2. 从临床治疗与康复治疗两个方面简述生物反馈技术的应用。

3. 试述生物反馈疗法的训练方法和技巧。

4. 虚拟现实技术在临床中如何应用？

5. 如何对脑卒中恢复期患者行机器人辅助肢体功能训练？

第二十六章　物理治疗处方

【目的要求】

1. 掌握物理因子治疗文书的主要内容和书写要求。

2. 熟悉物理因子治疗种类及参数。

3. 了解物理因子之间及物理因子治疗与药物治疗之间的综合应用。

4. 具有开具物理因子处方并根据处方要求安排治疗的能力。

【预习内容】

1. 物理治疗文书的概述。

2. 物理治疗单的书写要求。

3. 物理治疗书的内容和要求。

4. 预习书上的物理治疗书书写范例。

【学时数】

见习 2 学时。

【见习内容】

1. 物理治疗文书的概述。

2. 物理治疗单的书写要求。

3. 物理治疗书的内容和要求。

4. 根据物理治疗书的书写要求令学生自行书写一份物理治疗处方。

【思考题】

1. 物理因子治疗处方有哪些基本内容和基本要求?

2. 怎样确定物理因子治疗的方式?

3. 在选择治疗的物理因子时应注意些什么?

4. 怎样确定物理因子治疗的疗程?

5. 试述物理因子的综合应用?

第四部分
作业治疗学

主　编　徐远红　高　峰　杜慧君

副主编　周建瑞

编　委　（按姓氏拼音排序）

　　　　柴　丽　田晓桐　王清举

　　　　张　强　张琳琳

第一章　治疗性作业活动

【目的要求】

1. 掌握治疗性作业活动的概念、应用原则及治疗作用；各类治疗性作业活动分析方法。

2. 熟悉各类治疗性作业活动的常用工具、材料及注意事项。

3. 了解各种治疗性作业活动的特点及代表性活动。

4. 达到能够根据患者的功能评估和目标选择恰当的治疗性作业活动；能够调节活动的程度，使用、管理常用工具；能与患者及家属沟通，指导患者进行作业活动训练。

【预习内容】

1. 治疗性作业活动的概念、分类、应用原则及其作用。

2. 各类作业活动的分析。

3. 各类治疗性作业活动的代表性作业活动、常用工具、活动的选择与调整及其注意事项。

【学时数】

见习 3 学时。

【见习内容】

1. 由见习指导老师将学生分为 1 名老师和 6 名学生为一组进行见习，简单的介绍各类治疗性作业活动相关的内容。

进行分组见习，指导老师给予组内成员不同类别的作业活动，然后交换进行操作，在老师指导之下让学生对患者进行活动指导或训练。

2. 学生汇报，各个成员对于自己所进行的治疗性作业活动进行讲解，最后相互交流自己的见解。

3. 见习指导老师进行总结，学生发表自己的意见和建议，对本节内容发表自己的感想。

【思考题】

临床如何选择及应用治疗性作业活动？

第二章　日常生活活动训练

【目的要求】

1. 掌握日常生活活动的概念，分类和内容。

2. 熟悉日常生活活动训练方法，注意事项及原则。

3. 通过见习，掌握患者自我照顾性 ADL 和转移活动训练方法。

【预习内容】

1. 日常生活活动的概念、分类和内容。

2. 日常生活活动训练方法，注意事项及原则。

3. 自我照顾性 ADL 和转移活动训练方法。

4. 作业活动分析及评估。

5. 日常生活活动能力评定。

【学时数】

见习 3 学时。

【见习内容】

1. 见习课负责老师简单介绍人类日常生活活动的内容及意义。

2. 学生分组了解该组患者的基本情况，在老师的引导下进行日常生活活动能力评估，就某一项 ADL 活动进行活动分析，让学生自己完成该项活动，体验该项活动完成过程所需要的能力，再让患者进行现场演示，找到患者的障碍，并制定出治疗性作业活动。

3. 学生分组汇报本组患者的基本情况，日常生活活动能力评估，并为某一活动作出作业活动分析，提出治疗计划。

4. 见习课老师总结，学生反馈本节课的收获及感受。

【思考题】

简述日常生活活动对人类生存的意义。

第三章 手的作业治疗

【目的要求】

1. 掌握手部常见的作业治疗手段。

2. 熟悉手功能的评定。

3. 了解手的作业治疗的前沿技术。

【预习内容】

1. 手部的运动学相关知识。

2. 周围神经在手部的分布及功能。

【学时数】

见习 3 学时。

【见习内容】

1. 见习课负责老师将见习学生汇总，点名，分组，原则上 1～6 名学生有 1 名带教老师指导。将运动学相关知识、周围神经的手部分布及功能进行串讲，让同学们有大体了解。

2. 分组见习：提供神经损伤、手部骨折两种病源的病人，让学生进行评定、治疗目的、治疗实施的相关作业流程分析，并书写书面报告。

3. 汇总学生，进行汇报。同时将见习的病源所用的相关治疗技术进行讲解。争取做到所实践技术基本掌握。

4. 见习课老师总结,同时分享目前手部作业治疗的前沿技术。

【思考题】

1. 周围神经损伤引起的手部功能障碍的几种特殊表现?

2. 手部常见治疗技术操作有哪些要点?

3. 手功能的评定有哪些?

第四章 感觉统合治疗

【目的要求】

1. 掌握七大感觉系统的解剖部位及其功能。

2. 熟悉感觉统合与儿童发育的关系。

3. 学会感觉统合评估的方法。

4. 通过见习,具备对感觉统合失调患儿制定感觉统合训练活动的能力。

【预习内容】

1. 感觉统合的概念、感觉统合失调的概念及治疗理论、治疗设施及注意事项。

2. 感觉统合的失调的常见异常行为表现和功能评估。

3. 感觉统合失调的治疗性活动及辅助治疗技术。

4. 作业活动分析及评估。

【学时数】

见习 3 学时。

【见习内容】

1. 见习课负责老师指导学生认识相关感觉统合训练器具,如大笼球、袋鼠跳等,了解其结构及操作方法。

2. 学生观察该组患儿的感觉统合情况，在老师的引导下进行相关评估，制定感觉统合训练项目，让学生自己完成该项活动，体验该项活动完成过程所需要的能力，并为患儿实施该项治疗活动。

3. 学生分组汇报本组感觉统合活动的内容，训练目的，注意事项并为某一活动作出作业活动分析。

4. 见习课老师总结，学生反馈本节课的收获及感受。

【思考题】

1. 感觉统合失调常见的异常行为表现有哪些?

2. 感觉统合对于人类发育发展有什么意义?

第五章　辅助技术与环境改造

【目的要求】

1. 了解辅助技术应用的理论构架及作用。

2. 熟悉常见辅助器具的类型。

3. 掌握常见辅助器具的使用。

4. 了解环境改造的要求及基本流程。

【预习内容】

1. 辅助技术应用的理论构架及作用。

2. 常见辅助器具的类型和使用方法。

3. 环境改造的要求及基本流程。

【学时数】

见习 3 学时。

【见习内容】

1.按带教老师和学生比例 1∶6 进行分组,带教老师演示辅助器具及使用。

（1）A 组——辅助器具为手杖。

任务:模拟脑卒中患者从治疗室到 7 楼病房取物后返回治疗室。

（2）B 组——辅助器具为轮椅。

任务:模拟脊髓损伤患者从四楼治疗区到楼下银行取钱。

（3）C组——辅助器具为腋杖。

任务：模拟下肢骨折患者从治疗室到三楼食堂排队买饭。

（4）D组——辅助器具为肘杖。

任务：模拟脊髓损伤患者从治疗区到楼下超市购物。

2. 学生分组汇报各种辅助器具的使用方法，在操作过程中遇到的问题及解决方案。

3. 老师总结，学生反馈本节课的收获及感受。

【思考题】

1. 预期结果和实际情况是否一致，为什么？

2. 我们能做些什么？

第六章　压 力 治 疗

【目的要求】

1. 掌握压力治疗的概念、应用原则、适应证与禁忌证。

2. 熟悉压力治疗的种类、方法和作用。

3. 了解压力衣、支架和压力垫的制作。

4. 达到能够为患者提供压力治疗的指导意见，根据患者功能障碍，制订压力治疗作业计划和方案并实施，帮助患者回归家庭和社会。

【预习内容】

1. 压力治疗的概念、应用原则及作用。

2. 压力治疗的适应证、禁忌证、不良反应及相关的处理。

3. 了解各类压力器械的使用及注意事项。

【学时数】

见习 1.5 学时。

【见习内容】

1. 由见习老师将学生以 1 名老师和 6 名学生为一组，简单介绍临床上常用的压力器械如压力臂套、腿套及手套以及仪器的操作方法。

2. 进行分组见习，由各组老师带领同学进行仪器的操作训练，也可以在老师的指导下对具有适应证的患者进行器械的操作。

3. 各组老师向学生讲解出现不良反应后的及时有效的处理方式方法。

4. 学生汇报，将各类器械的适应证和禁忌证等进行讲解。

5. 见习指导老师进行总结，学生讲述自己对于本节内容的收获。

【思考题】

简述压力治疗的方法有哪些？

第七章　职　业　康　复

【目的要求】

1. 掌握职业康复的概念、内容、目的、作用和原则；职业能力评定的内容、功能性能力评估的概念和内容、工作分析的概念及目的；工作重整与工作强化的概念、工作强化训练的内容。

2. 熟悉职业康复的任务；职业培训的内容、类别、方法；职业康复程序、工作分析方法、工作模拟评估方法。

3. 了解伤残人士就业方式及影响因素；职业咨询的概念、内容、方法；工作安置的影响因素。

4. 达到能够熟练应用职业康复评估及训练方法，使伤残者的工作能力提高，达到最大限度的独立和就业，全面的融入与参与社会。

【预习内容】

1. 职业康复的概念、内容、目的作用及原则。

2. 职业能力评定，了解功能性能力评估、工作分析、工作模拟评估。

3. 职业训练，了解工作重整、工作能力强化、现场工作强化训练。

4. 职业培训，了解其内容及方法。

5. 职业咨询及指导。

【学时数】

见习 1.5 学时。

【见习内容】

1. 由见习老师将学生以 1 名老师和 6 名学生为一组，简单介绍职业康复相关的概念、内容等。

2. 进行分组见习，由各组老师带领同学对满足条件者进行职业能力评定，工作分析并学会应用相应的方法；通过评估及分析，进行职业训练，为伤残者进行工作重整和工作能力强化；对于不同程度的伤残者进行职业咨询和指导。

3. 学生汇报，将该组所评定、分析以及制订的相关的训练进行讲解。

4. 见习指导老师进行总结，学生表达自己对于本节内容的收获。

【思考题】

简述一下自己对职业康复的认识及其意义。

第八章 中枢神经系统损伤的作业治疗

【目的要求】

1. 掌握中枢神经损伤的常见功能障碍。

2. 掌握中枢神经损伤作业治疗评估。

3. 掌握脑损伤和脊髓损伤不同分期的作业治疗应用。

【预习内容】

1. 中枢神经损伤的功能障碍评估，包括运动功能评估、日常生活活动评估、认知知觉评估、环境与工作能力评估及作业活动分析及评估。

2. 治疗性作业活动。

3. 日常生活活动能力训练。

【学时数】

见习 3 学时。

【见习内容】

1. 由见习指导老师汇总，将学生以一名老师带 6 名学生的比例分组。

2. 学生学会与患者建立基本交流，学会观察患者的活动特点和表现。

3. 学生在该组老师的带领下，发现该类型患者的功能障碍，老师启发学生制定合理的作业治疗计划，并进行实施操作。

4. 学生分组汇报本组患者的基本情况、功能障碍、作业治疗方案，实施活动中遇到的困难及解决办法。

5. 见习课老师总结，学生反馈本节课的收获及感受。

【思考题】

如何为中枢神经损伤患者制定作业治疗方案？

第九章 上肢常见创伤和疾病的作业治疗

【目的要求】

1. 掌握上肢常见创伤及疾病引起的日常生活活动障碍。

2. 掌握上肢创伤及疾病引发障碍后作业治疗介入方法。

3. 熟悉功能障碍的评定方法。

【预习内容】

1. 上肢常见的创伤及疾病。

2. 上肢运动功能、手功能评定方法。

3. 作业活动的活动分析方法。

【学时数】

见习3学时。

【见习内容】

1. 见习带教负责老师汇总学生，进行分组，原则上按照1～6个学生由1名带教老师指导。每一组安排一位患者。将上肢常见损伤及疾病进行讲解，如关节炎、烧伤、骨折等引起的上肢运动功能障碍。

2. 分组学生针对本组的病人进行运动功能、手功能的相关评定，根据评定结果，组织治疗目标、治疗结果将其书写成汇报，在此过程中，指导老师应及时指导学生对患者的日常生活功能等作业活动障碍进行活动分析，由此制定适合患者的治疗目标及治疗计划。

3. 汇总学生，进行报告。根据报告的病人的病种引发的功能障碍的治疗进行演示，让学生现场体会、直至掌握。

4. 见习带教负责老师总结上肢常见创伤及疾病引起的功能障碍，常见的治疗手段。

【思考题】

1. 上肢骨折引起的作业活动障碍的评定方法有哪些？

2. 辅助技术应用于上肢创伤及疾病有什么优点？

第十章　发育障碍的作业治疗

【目的要求】

1. 掌握儿童发育障碍的常见功能障碍。

2. 熟悉儿童发育障碍作业评估,掌握儿童日常生活活动能力评估方法。

3. 达到能够为脑瘫、精神发育迟滞、孤独症、学习障碍患者制定作业治疗计划的能力。

4. 具备基本的与发育障碍患儿沟通能力。

【预习内容】

1. 儿童发育障碍的特点及作业治疗评估,包括运动功能、日常生活活动能力、心理行为、社会交往技能、辅具环境评估。

2. 儿童脑瘫、精神发育迟滞、孤独症、学习障碍作业治疗应用。

3. 作业活动分析及评估。

【学时数】

见习 3 学时。

【见习内容】

1. 见习课负责老师与学生按 1∶6 分组,每组学生对应一例发育障碍患儿。

2. 学生学会与患儿建立基本交流,学会观察患儿的活动特点。

3. 学生在该组老师的带领下,发现该类型患儿的作业活动障碍,老师引导学生制定合理的作业治疗计划,并分析完成某一项治疗活动所需的能力,作出作业分析,学生为该组患儿实施该项治疗活动,观察患儿的反应及作业表现。

4. 学生分组汇报本组患儿的基本情况,功能障碍内容,作业活动分析,实施活动时的困难及解决办法。

5. 见习课老师总结,学生反馈本节课的收获及感受。

【思考题】

1. 儿童日常生活活动能力评估怎样进行?

2. 怎样与患儿建立良好的交流?

第五部分
康复心理学

主　编　穆敬平
副主编　王　熙　廖　恒
编　委　（按姓氏拼音排序）
　　　　陈　雄　陈　玉　方　伟
　　　　郭俐宏　金　双　廖　莎
　　　　尚政琴　鄢　欢　朱　健

第一章　常用康复心理评估方法

第一节　心理评估概述

【目的要求】

    1. 掌握心理评估的概念及作用。

    2. 掌握心理评估的方法。

    3. 熟悉心理测验的历史发展。

【预习内容】

    1. 心理评估的概念及作用。

    2. 心理评估的常用方法。

    3. 应用心理测验的基本原则。

    4. 心理学测验的类型。

【学时数】

    见习 1 学时。

【见习内容】

    采用观察法、会谈法模拟心理评估

【思考题】

    应用心理测验的基本原则是什么？

第二节　智力测验

【目的要求】

    掌握智力、智商和智力水平分级。

【预习内容】

常用智力测验量表。

【学时数】

见习 1 学时。

【见习内容】

练习比奈量表、韦氏量表的使用方法。

【思考题】

国际常用的智力水平是如何分级的?

第三节 人 格 测 量

【目的要求】

1. 掌握艾森克人格问卷（EPQ）内容。

2. 了解明尼苏达多项人格调查表（MMPI）内容。

【预习内容】

1. 艾森克人格问卷（EPQ）内容。

2. 明尼苏达多项人格调查表（MMPI）。

【学时数】

见习 0.5 学时。

【见习内容】

练习艾森克人格问卷（EPQ）、明尼苏达多项人格调查表（MMPI）使用方法。

【思考题】

艾森克人格问卷（EPQ）标准分各分值区间临床意义?

第四节 神经心理测验

【目的要求】

熟悉常用神经心理筛选测验量表。

【预习内容】

常用神经心理筛选测验量表。

【学时数】

见习 0.5 学时。

【见习内容】

掌握几种常用神经心理筛选测验量表使用方法。

【思考题】

列举几种常用神经心理筛选测验量表及其特点。

第五节 评定量表

【目的要求】

熟悉并且掌握自评量表、他评量表的使用方法。

【预习内容】

1. 自评量表 90 项症状自评量表、抑郁自评量表、焦虑自评量表。

2. 他评量表　汉密尔顿抑郁量表、汉密尔顿焦虑量表。

【学时数】

见习 1 学时。

【见习内容】

掌握几种常用评定量表使用方法。

【思考题】

1. 抑郁自评量表、焦虑自评量表结果解释及临床意义是什么?

2. 汉密尔顿抑郁量表构成包含哪几部分内容?

第二章　康复心理干预方法

【目的要求】

通过学习，要求学生掌握常用的康复心理干预方法。

【预习内容】

1. 创意治疗的干预方法。

2. 心理治疗的干预方法。

3. 认识及行为的辅助技术。

4. 照料者健康和心理健康教育。

【学时数】

见习 3 学时。

【见习内容】

1. 音乐治疗的操作。

2. 经颅磁治疗的操作。

3. 相关量表的操作及结果分析。

4. 简单的心理治疗的操作。

【思考题】

1. 主要的系统心理治疗方法有几种？

2. 针对不同类型存在治疗困难的患者，康复工作者可采用哪些方法？

第三章　肢体功能障碍的心理康复

【目的要求】

1. 掌握肢体功能障碍的心理康复方法。

2. 熟悉常见肢体功能障碍的心理问题临床表现和特征。

【预习内容】

1. 预习各种肢体功能障碍的临床心理特征及临床表现。

2. 预习肢体功能障碍的分类。

3. 预习肢体功能障碍的心理评估。

4. 预习肢体功能障碍的各种问题治疗方法。

【学时数】

见习 2 学时。

【见习内容】

1. 熟悉患者的病因、病史，病程长短，了解患者既往精神药物的使用情况，精神症状量表和心理测试结果。

2. 根据患者心理问题的严重程度制定心理康复目标及心理康复计划。

3. 以 3 人小组形式模拟心理治疗，一人扮演患者，一人扮演心理治疗师，一人为观察员。

【思考题】

1. 各类肢体功能障碍的心理特征具体有哪些?

2. 临床常见肢体功能的心理问题有哪些?

3. 如何预防肢体功能障碍出现各类心理问题?

第四章　感觉器官功能障碍的心理康复

【目的要求】

1. 掌握感觉器官功能障碍的心理康复方法。

2. 熟悉常见感觉器官功能障碍的心理问题临床表现和特征。

3. 掌握与各种感觉器官功能障碍患者沟通的技巧和方法。

【预习内容】

1. 各种感觉器官功能障碍的临床心理特征及临床表现。

2. 各种感觉器官功能障碍的问题及需要。

3. 各种感觉器官功能障碍的各种问题治疗方法。

【学时数】

见习 2 学时。

【见习内容】

1. 熟悉患者的病因、病史，病程长短，了解患者既往精神药物的使用情况，精神症状量表和心理测试结果。

2. 根据患者心理问题及需要针对性评估后制

定心理康复目标及心理康复计划。

3. 以 3 人小组形式模拟心理治疗，一人扮演患者，一人扮演心理治疗师，一人为观察员。

【思考题】

1. 各类感觉器官功能障碍的心理需要具体有哪些？

2. 临床常见感觉功能障碍的心理问题有哪些？

3. 如何正确有效地处理感觉器官功能障碍出现的心理问题？

第五章　病残儿童的心理康复

【目的要求】

1. 掌握病残儿童心理康复的方法。

2. 熟悉常见病残儿童心理问题临床表现和特征。

【预习内容】

1. 预习正常儿童的心理发育的规律。

2. 预习儿童残疾的种类。

3. 预习病残儿童心理适应的影响因素。

4. 预习病残儿童心理问题治疗的一般方法。

【学时数】

见习 1 学时。

【见习内容】

1. 熟悉患儿病史、成长发育史，了解患儿既往精神药物的使用情况，精神症状量表和心理测试结果。

2. 根据患儿心理问题的严重程度制定心理康复目标。

3. 以三人小组形式模拟心理治疗，一人扮演患儿，一人扮演心理治疗师，一人为观察员。

【思考题】

1. 病残儿童的一般心理特征具体有哪些？

2. 临床常见病残儿童的心理问题有哪些？

3. 如何建立病残儿童心理康复支持体系？

第六章　妇女的心理康复

【目的要求】

1. 掌握残疾妇女及妇科肿瘤患者心理康复的方法。

2. 熟悉妇女的心理问题临床表现和特征。

【预习内容】

1. 预习妇女的生理、心理和社会学特点。

2. 预习残疾妇女的心理问题及需要。

3. 预习残疾妇女和妇科肿瘤患者的心理康复方法。

【学时数】

见习 1 学时。

【见习内容】

1. 熟悉患者病史、文化程度，了解患者既往精神药物的使用情况，精神症状量表和心理测试结果。

2. 根据患者心理问题的严重程度制定心理康复目标。

3. 以三人小组形式模拟心理治疗，一人扮演患者，一人扮演心理治疗师，一人为观察员。

【思考题】

    1. 女性的心理活动特点具体有哪些?

    2. 残疾妇女常见的心理问题有哪些?

    3. 如何操作妇女的团体心理治疗?

第六部分
语言治疗学

主　编　王俊华

副主编　谢　谨

编　委　（按姓氏拼音排序）

　　　　陈　玉　刘　静　朱　健

第一章 失语症见习指导

【目的要求】

1. 掌握失语症的定义和病因;掌握失语症的听理解和口语表现,熟悉失语症的阅读和书写表现。

2. 掌握汉语失语症的分类;熟悉各种失语症的临床表现以及病变的部位。

3. 掌握各种失读症的临床表现特征,熟悉失读症的临床分型及各种失读症的病变部位。

4. 掌握汉语标准失语症的检查原则;熟悉失语症评估报告的书写。

5. 掌握失语症治疗的适应证和治疗时机,掌握 Schuell 刺激法的原则。

6. 熟悉失语症资料的训练程序;了解失语症治疗的主要机制。

7. 熟悉失语症的综合治疗方法,了解交流效果促进法的治疗原则。

【预习内容】

1. 失语症的定义与病因。

2. 失语症的语言症状 听觉理解障碍;口语表达障碍;阅读障碍;书写障碍。

3. 现代汉语失语症的分类 根据 Benson 失

语分类基础，结合我国具体情况制定。

4. 各种类型失语症的临床特征。

5. 失语症康复评定：国际上和国内常用的失语症检查法；失语症严重程度的评定。

6. 失语症的鉴别诊断；失语症的评估报告及训练程序。

7. 失语症的治疗适应证、治疗时机。

8. 失语症治疗方法

（1）Schuell 刺激法的原则、治疗程序的设定及注意事项。

（2）促进实用交流能力的训练的原则；交流效果促进的治疗方法；治疗原则、具体的代偿手段、评分方法、停止训练的标准。

（3）阅读理解的训练方法、影响阅读理解的因素、了解阅读理解的思维过程。

【学时数】

见习 4 学时。

【见习内容】

1. 失语症的定义、病因及语言症状。

2. 临床常见失语症类型的语言特征及康复评定。

3. 失语症的评定报告书写及训练程序的制定。

4. 失语症的治疗适应证、治疗时机及具体训练方法。

【思考题】

  1. 简述流畅性与非流畅性言语的鉴别内容。

  2. 简述如何按失语症类型选择治疗课题。

  3. 简述促进交流效果促进法的训练原则及其具体代偿手段。

第二章　构音障碍见习指导

【目的要求】

1. 掌握构音障碍的定义、分类；掌握运动性构音障碍分类、评定与治疗；掌握功能性构音障碍的治疗。

2. 熟练运动性构音障碍的定义；熟悉构音障碍的语言表现；熟悉构音检查的方法。

3. 了解神经解剖和言语声学；了解构音障碍的语言表现；了解脑瘫儿童构音障碍治疗方法。

【预习内容】

1. 构音障碍的分类、定义。

2. 运动性构音障碍的定义、分类、评估方法；构音障碍的语言表现。

3. 成人构音障碍治疗的原则、构音器官运动训练的方法。

4. 功能性构音障碍定义、诊断、构音评估、训练原则、训练计划的制订、构音训练。

【学时数】

见习 2 学时。

【见习内容】

1. 运动性构音障碍的定义、常见分类及语言表现。

2. 器质性及功能性构音障碍的定义、病因及语言表现。

3. 构音障碍的常用评估方法、国际音标的识认及训练内容。

【思考题】

1. 简述在构音器官评估过程中,需要对那些方面进行评估。

2. 简述如何进行克服鼻音化的训练。

3. 简述功能性构音障碍需要整理和总结哪些内容。

第三章　语言发育迟缓见习指导

【目的要求】

1. 掌握语言发育迟缓的定义、发病原因和临床表现。

2. 掌握语言发育迟缓的常用评价方法，即 S-S 法，汉语儿童语言发育迟缓评价法。

3. 掌握语言发育迟缓的训练原则。

4. 掌握语言发育迟缓的训练程序的制定及常用训练方法。

5. 熟悉语言环境影响及家庭教育对语言发育迟缓儿童的重要性。

【预习内容】

1. 儿童及幼儿成长发育规律。

2. 了解发展心理学相关知识。

3. 儿童发育过程中常见的心理异常表现。

4. 语言行为的三个侧面。

5. 儿童智力相关检查，即丹佛智力检查、韦氏智力检查等。

【学时数】

见习 3 学时。

【见习内容】

1. 见习汉语儿童语言发育迟缓评价方法。

2. 见习儿童语言发育迟缓的训练方法。

【思考题】

1. S-S法中符号形式与指示内容的阶段关系有哪些?

2. 如何制定儿童语言发育迟缓的训练程序?

第四章　口吃见习指导手册

【目的要求】

1. 掌握儿童和成人的口吃治疗。

2. 熟悉儿童口吃及成人口吃的评估原则。

3. 了解口吃的原因,口吃儿童父母指导以及专业流畅性技巧。

【预习内容】

1. 口吃的定义、原因和症状。

2. 口吃症状和类型。

3. 口吃的评估。

4. 口吃的治疗的标准。

5. 口吃儿童父母指导。

6. 成人口吃的治疗。

【学时数】

见习 2 学时。

【见习内容】

1. 口吃的定义、原因和症状。

2. 口吃症状和类型。

3. 口吃治疗的标准;儿童及成人口吃评估及治疗方法。

【思考题】

1. 对口吃儿童父母的指导包括哪些内容?

2. 口吃儿童针对性的治疗包括哪些内容?

第五章　吞咽障碍见习指导

【目的要求】

1. 掌握吞咽障碍的病因和临床表现。

2. 掌握吞咽障碍的临床评估方法。

3. 熟悉 VE 及 VE 的操作检查流程。

4. 掌握针对吞咽障碍家属的健康教育和指导。

5. 掌握吞咽障碍的训练方法。

【预习内容】

1. 吞咽的定义与病因。

2. 预习吞咽相关的正常解剖。

3. 预习正常人吞咽过程的具体分期。

4. 预习吞咽过程的神经控制。

5. 失语症的鉴别诊断；失语症的评估报告及训练程序。

【学时数】

见习 2 学时。

【见习内容】

1. 吞咽障碍的定义、病因及临床症状。

2. 临床常见吞咽障碍分期类型及康复评定。

3. 吞咽障碍的评定报告书写及训练程序的制定。

4. 吞咽障碍的治疗适应证、治疗时机及具体训练方法。

【思考题】

1. 如何评估吞咽障碍?

2. 如何制定吞咽障碍的训练计划?

第七部分
肌肉骨骼康复学

主　编　王　刚　朱小虎

副主编　万　超

编　委　（按姓氏拼音排序）

　　　　陈从山　刘　飞　梅求安

　　　　王　强　杨　坤　张远洋

第一章　骨折的康复

第一节　下肢骨折的康复

【目的要求】

1. 掌握下肢各部位（髋、股骨干、膝、胫腓骨）骨折的康复评定。

2. 掌握下肢各部位（髋、股骨干、膝、胫腓骨）骨折的康复治疗方法。

3. 熟悉下肢各部位（髋、股骨干、膝、胫腓骨）骨折的临床特点。

【见习方式】

1. 简单介绍本见习课的内容和要求 5 分钟。

2. 教师讲解下肢骨折康复评定和康复治疗的主要内容及见习要点 20 分钟。

3. 学生分组练习，教师疑难解答 30 分钟。

4. 教师总结分析学生在练习中存在的代表性问题，作重点分析 5 分钟。

【重要知识点】

1. 掌握下肢各部位（髋、股骨干、膝、胫腓骨）骨折的康复评定。

2. 掌握下肢各部位（髋、股骨干、膝、胫腓骨）骨折的康复治疗方法。

【临床技能要点】

1. 下肢骨折常用康复评定方法(肢体长度及周径、肌力、关节活动度、步态分析、下肢功能评定、神经功能评定、疼痛评定、平衡功能评定、ADL评定、骨折愈合情况)。

2. 下肢骨折常用运动疗法技术。

3. 能够根据骨折后不同恢复阶段提出康复治疗方案。

【思考题】

1. 股骨颈骨折术后的康复治疗方案。

2. 膝关节僵硬的原因及康复治疗方法。

第二节　上肢骨折的康复

【目的与要求】

1. 掌握上肢各部位(肩、肱骨干、肘、尺桡骨)骨折的康复评定。

2. 掌握上肢各部位(肩、肱骨干、肘、尺桡骨)骨折的康复治疗方法。

3. 熟悉上肢各部位(肩、肱骨干、肘、尺桡骨)骨折的临床特点。

【见习方式】

1. 简单介绍本实习课的内容和要求 5 分钟。

2. 教师讲解上肢骨折康复评定和康复治疗的主要内容及见习要点 20 分钟。

3. 学生分组练习，教师疑难解答 30 分钟。

4. 教师总结分析学生在练习中存在的代表性问题，作重点分析 5 分钟。

【重要知识点】

1. 掌握上肢各部位（肩、肱骨干、肘、尺桡骨）骨折的康复评定。

2. 掌握上肢各部位（肩、肱骨干、肘、尺桡骨）骨折的康复治疗方法。

【临床技能要点】

1. 上肢骨折常用康复评定方法（肢体长度及周径、肌力、关节活动度、神经功能评定、疼痛评定、ADL 评定、骨折愈合情况）。

2. 上肢骨折常用运动疗法技术。

3. 能够根据骨折后不同恢复阶段提出康复治疗方案。

【思考题】

1. 简述肩关节骨折术后的康复治疗方案。

2. 简述肘关节骨化性肌炎的原因及康复治疗和预防方法。

第二章　运动损伤康复

【目的要求】

1. 掌握各部位（韧带、肌肉、肌腱、关节软组织）损伤的康复评定。

2. 掌握各部位（肌肉、肌腱、韧带、关节软组织）损伤的康复治疗。

3. 熟悉各部位（肌肉、肌腱、韧带、关节软组织）损伤的临床特点。

【见习方式】

1. 简单介绍本实习课的内容和要求 10 分钟。

2. 教师讲解各部位损伤的康复治疗及康复评定要点 30 分钟。

3. 学生分组练习，教师疑难解答 40 分钟。

4. 教师总结分析学生在练习中存在的代表性问题，作重点分析 10 分钟。

【重要知识点】

1. 掌握各部位（韧带、肌肉、肌腱、关节软组织）损伤的康复评定。

2. 掌握各部位（肌肉、肌腱、韧带、关节软组织）损伤的治疗方法。

【临床技能要点】

1. 运动损伤常用康复评定方法（肌力评定、肢体维度测量、关节活动度评定、疼痛评定、肌腱活动度测定、上下肢功能评定、平衡协调功能评定、ADL 能力评定、肌腱损伤分级等）。

2. 运动损伤常用运动疗法技术。

3. 能够根据运动损伤康复后恢复的阶段提出相应的康复治疗方案。

【思考题】

1. 简述膝关节前交叉韧带损伤后的治疗方案。

2. 简述半月板损伤的原因及康复治疗方法。

3. 简述跟腱断裂的病因和临床表现。

第三章　关节置换康复

【目的要求】

1. 掌握关节置换（全髋关节、全膝关节、全肩关节）的康复评定。

2. 掌握关节置换（全髋关节、全膝关节、全肩关节）的康复治疗方法。

3. 熟悉关节置换（全髋关节、全膝关节、全肩关节）骨折的临床特点。

4. 了解全膝关节术后康复治疗的注意事项。

【见习方式】

1. 简单介绍本实习课的内容和要求 5 分钟。

2. 教师讲解关节置换康复评定和康复治疗的主要内容及见习要点 10 分钟。

3. 学生分组练习，教师疑难解答 20 分钟。

4. 教师总结分析学生在练习中存在的代表性问题，作重点分析 5 分钟。

【重要知识点】

1. 掌握关节置换（全髋关节、全膝关节、全肩关节）的康复评定。

2. 掌握关节置换（全髋关节、全膝关节、全肩关节）的康复治疗方法。

【临床技能要点】

1. 关节置换常用康复评定方法　髋关节局部功能检查、脊柱与关节形态、关节活动范围、神经肌肉运动情况、肌力评定、关节恢复及并发症、髋关节功能评定（HHS 评分、Harris 评分、HOOS 评分）；膝关节 HHS 评分、X 线片评定、关节活动范围、下肢功能评定、局部软组织情况、手术情况及并发症、康复治疗过程；肩关节术前评定及 X 线片评定（CE 角、GA 角、疼痛弧）、上肢末端循环、运动情况，NEER 及 UCLA 评分表，SST 肩关节问卷）。

2. 关节置换常用运动疗法技术。

3. 能够根据关节置换后不同恢复阶段提出康复治疗方案。

【思考题】

1. 简述髋关节置换后的康复治疗方案。

2. 简述膝关节置换假体松动的原因及康复治疗方法。

第四章　骨关节炎的康复

【目的要求】

1. 熟悉骨关节炎的分类（手、膝、髋、脊柱关节）及各类的临床特点。

2. 掌握骨关节炎的康复评定。

3. 掌握各类骨关节炎的康复治疗原则及治疗方法。

【见习方式】

1. 简单介绍本实习课的内容和要求 5 分钟。

2. 教师讲解骨关节炎康复评定和康复治疗的主要内容及见习要点 40 分钟。

3. 学生分组练习，教师疑难解答 30 分钟。

4. 教师总结分析学生在练习中存在的代表性问题，作重点分析 10 分钟。

【重要知识点】

1. 掌握骨关节炎的康复评定。

2. 掌握各类骨关节炎的康复治疗原则及治疗方法。

【临床技能要点】

1. 骨关节炎常用康复评定方法（疼痛评定、肌力评定、关节活动度测量、手功能评定、下肢功能评定、日常生活活动能力评定以及生活质量评定）。

2. 骨关节炎常规非手术治疗方法如针灸、推拿、小针刀、内热式针灸、脉冲射频及物理治疗等。

3. 根据不同类型骨关节炎提出相关康复治疗方案。

【思考题】

1. 简述原发性髋关节骨性关节炎的康复治疗方案。

2. 简述原发性膝关节骨性关节炎的原因及康复治疗方法。

第五章　颈椎病的康复

【目的要求】

1. 熟悉颈椎病的分型（软组织型、神经根型、脊髓型、椎动脉型、交感型）及各型的临床特点。

2. 掌握颈椎病的康复评定。

3. 掌握各型颈椎病的康复治疗原则及治疗方法。

【见习方式】

1. 简单介绍本实习课的内容和要求 5 分钟。

2. 教师讲解颈椎病康复评定和康复治疗的主要内容及见习要点 20 分钟。

3. 学生分组练习，教师疑难解答 30 分钟。

4. 教师总结分析学生在练习中存在的代表性问题，作重点分析 5 分钟。

【重要知识点】

1. 掌握颈椎病的康复评定。

2. 掌握各型颈椎病的康复治疗原则及治疗方法。

【临床技能要点】

1. 颈椎病常用康复评定方法（疼痛评定、颈椎活动范围评定、肌力评定及颈椎病患者脊髓功能状态评定-17 分法）。

2. 颈椎病常用的非手术治疗方法如牵引、物理治疗、针灸、推拿等。

3. 能够根据不同分型的颈椎病提出相关康复治疗方案。

【思考题】

1. 简述神经根型颈椎病的康复治疗方案。

2. 简述椎动脉型颈椎病的原因及康复治疗方法。

第六章　下背痛的康复

【目的要求】

1. 掌握下背痛的康复评定。

2. 掌握下背痛的康复治疗方法。

3. 熟悉下背痛的临床特点。

【见习方式】

1. 简单介绍本实习课的内容和要求 5 分钟。

2. 教师讲解下背痛康复评定和康复治疗的主要内容及见习要点 20 分钟。

3. 学生分组练习,教师疑难解答 30 分钟。

4. 教师总结分析学生在练习中存在的代表性问题,作重点分析 5 分钟。

【重要知识点】

1. 掌握下背痛的康复评定。

2. 掌握下背痛的康复治疗方法。

【临床技能要点】

1. 下背痛的常用康复评定方法(JOA 腰背痛评定、Quebec 下背痛分类评定、疼痛程度的评定、腰椎活动度的评定、肌力和耐力评定、生存质量评定和心理评定)。

2. 下背痛的治疗原则及治疗方法。

3. 下背痛的预防。

【思考题】

1. 简述腰椎间盘突出症的原因及康复治疗方案。

2. 简述腰椎管狭窄症的康复治疗方法。

第七章　慢性运动系统疾患的康复

【目的要求】

1. 掌握慢性运动系统疾患（肩周炎、缩窄性腱鞘炎、肱骨外上髁炎、跟痛症、髌骨软骨软化症及肌筋膜疼痛综合征）的康复评定。

2. 掌握慢性运动系统疾患（肩周炎、缩窄性腱鞘炎、肱骨外上髁炎、跟痛症、髌骨软骨软化症及肌筋膜疼痛综合征）的康复治疗方法。

3. 熟悉慢性运动系统疾患（肩周炎、缩窄性腱鞘炎、肱骨外上髁炎、跟痛症、髌骨软骨软化症及肌筋膜疼痛综合征）的临床特点。

【见习方式】

1. 简单介绍本实习课的内容和要求 5 分钟。

2. 教师讲解慢性运动系统疾患的康复评定和康复治疗的主要内容及见习要点 20 分钟。

3. 学生分组练习，教师疑难解答 30 分钟。

4. 教师总结分析学生在练习中存在的代表性问题，作重点分析 5 分钟。

【重要知识点】

1. 掌握慢性运动系统疾患（肩周炎、缩窄性腱鞘炎、肱骨外上髁炎、跟痛症、髌骨软骨软化症及肌筋膜疼痛综合征）的康复评定。

2. 掌握慢性运动系统疾患（肩周炎、缩窄性腱鞘炎、肱骨外上髁炎、跟痛症、髌骨软骨软化症及肌筋膜疼痛综合征）的康复治疗方法。

【临床技能要点】

1. 肩周炎的常用康复评定方法（肩关节活动度的评定、肩关节功能评定）及康复治疗（急性期、慢性期）。

2. 缩窄性腱鞘炎、肱骨外上髁炎、跟痛症及髌骨软骨软化症的临床特点及康复治疗方法。

3. 肌筋膜疼痛综合征的临床特点及康复治疗方法。

【思考题】

1. 简述肩周炎的康复评定、康复治疗方案及健康宣教。

2. 简述肌筋膜疼痛综合征的临床特点及康复治疗方法。

第八章　特殊问题的康复

【目的要求】

1. 掌握特殊问题（关节挛缩、复杂性局部疼痛综合征、骨化性肌炎及骨不连）的康复评定。

2. 掌握特殊问题（关节挛缩、复杂性局部疼痛综合征、骨化性肌炎及骨不连）的康复治疗方法。

3. 熟悉特殊问题（关节挛缩、复杂性局部疼痛综合征、骨化性肌炎及骨不连）的临床特点。

【见习方式】

1. 简单介绍本实习课的内容和要求 5 分钟。

2. 教师讲解特殊问题（关节挛缩、复杂性局部疼痛综合征、骨化性肌炎及骨不连）的康复评定和康复治疗的主要内容及见习要点 20 分钟。

3. 学生分组练习，教师疑难解答 30 分钟。

4. 教师总结分析学生在练习中存在的代表性问题，作重点分析 5 分钟。

【重要知识点】

1. 掌握特殊问题（关节挛缩、复杂性局部疼痛综合征、骨化性肌炎及骨不连）的康复评定。

2. 掌握特殊问题（关节挛缩、复杂性局部疼痛综合征、骨化性肌炎及骨不连）的康复治疗方法。

【临床技能要点】

1. 关节挛缩的常用康复评定及康复治疗方法（运动疗法、矫形器的应用、牵引术、压力治疗、物理因子治疗、作业疗法、步态训练、心理治疗、中医中药治疗、手术松解及术后康复）。

2. 复杂性局部疼痛综合征的康复治疗方法（物理因子治疗、运动疗法、神经阻滞治疗、药物治疗及心理学治疗）。

3. 骨化性肌炎的临床特点及康复治疗方法。

【思考题】

1. 简述复杂性局部疼痛综合征的临床特点及康复治疗方法。

2. 简述骨不连的临床特点及康复治疗方法。

第八部分
神经康复学

主　编　李海峰　何晓阔
副主编　徐远红
编　委　（按姓氏拼音排序）
　　　　李　强　梁　文　刘　飞
　　　　马春明　王　强　徐源溢
　　　　鄢　欢　张启飞

第一章　脑卒中康复见习指导

【目的要求】

1. 掌握脑卒中定义、分类，临床特点。

2. 掌握脑卒中的康复评定及康复治疗。

3. 熟悉脑卒中的危险因素，脑卒中三级预防教育。

【预习内容】

1. 脑卒中的常见病因、主要危险因素及流行病学。

2. 脑卒中的临床特点。

3. 脑卒中的康复评定。

4. 康复治疗。

5. 康复结局及健康教育。

【学时数】

见习 2 学时。

【见习内容】

1. 熟悉脑卒中的分类及发病特点。

2. 康复评定：临床神经功能损伤程度评分标准、Brunnstrom 6 阶段评定法、痉挛评定及功能独立性评定量表 FIM。

3. 脑卒中康复治疗的基本原则；功能障碍的康

复治疗方法：运动障碍、ADL 训练、步态训练、平衡训练、言语障碍、吞咽障碍等。

4. 偏瘫常见并发症的康复处理：痉挛、肩关节半脱位、误用综合征、关节挛缩、废用性骨质疏松、失用性肌无力及肌萎缩等。

【思考题】

1. 肩-手综合征的临床特点如何？如何防治？

2. 偏瘫治疗中误用综合征是什么？为什么会出现？如何纠正？

3. 简述脑卒中后偏瘫的康复治疗。

第二章 颅脑损伤康复见习指导

【目的要求】

1. 掌握颅脑损伤的严重程度,格拉斯昏迷量表的评定。

2. 脑外伤所致认知障碍,感知障碍的康复评定。

3. 脑外伤患者的格拉斯结局表评定。

4. 脑外伤各阶段康复治疗的目标与主要方法,脑外伤的预后影响因素。

5. 脑外伤的临床表现,临床处理,各主要类型脑外伤的临床特点。

6. 脑外伤的康复机制与预后估计,脑外伤的健康教育。

【预习内容】

1. 脑外伤的定义。

2. 脑外伤的临床特点。

3. 脑外伤的康复评定。

4. 康复结局。

5. 健康教育。

【学时数】

见习 2 学时。

【见习内容】

    1. 熟悉脑外伤后的常见症状与体征。

    2. 脑外伤患者的康复评定。

    3. 脑外伤患者的康复治疗。

    4. 脑外伤患者的康复结局以及健康教育。

【思考题】

    1. 什么是脑外伤？

    2. 脑外伤康复治疗的原则有哪些？

    3. 脑外伤早期的言语错乱有哪些特点？

    4. 脑外伤康复治疗的原则有哪些？

第三章　脑性瘫痪康复见习指导

【目的要求】

1. 掌握脑性瘫痪的康复治疗原则，方法。

2. 运动疗法中的 Bobath 疗法，Vojta，上田法。

3. 熟悉脑瘫的分类，临床表现，诊断及评定的相关知识；各种类型的临床表现和康复评定。

4. 了解脑瘫的原因，病理特点，脑性瘫痪的康复结局及预防等相关知识。

【预习内容】

1. 脑性瘫痪的定义。

2. 脑性瘫痪的临床特点。

3. 脑性瘫痪的康复评定。

4. 康复结局。

5. 健康教育。

【学时数】

见习 2 学时。

【见习内容】

脑性瘫痪的临床特点。

【思考题】

1. 简述脑瘫的原因？

2. 简述共济失调型脑瘫的临床表现？

3. 简述对脑瘫患儿进行运动功能训练的原则。

第四章 帕金森病和老年期痴呆康复见习指导

【目的要求】

1. 掌握帕金森的综合康复评定，康复目标，康复治疗原则和步骤。

2. 熟悉帕金森的临床特点，及单项康复评定。

3. 了解帕金森的病因，分类，病理特点，发病机制。

4. 掌握常用的痴呆及记忆评定量表；注意力和集中力，推理及解决问题的能力的康复训练的方法。

5. 熟悉老年痴呆的分类及临床表现。

【预习内容】

1. 帕金森、老年期痴呆的常见病因、危险因素。

2. 帕金森、老年期痴呆的临床特点。

3. 康复治疗。

4. 康复结局及健康教育。

【学时数】

见习2学时。

【见习内容】

1. 熟悉帕金森的临床特点。

2. 帕金森的康复评定 UPDRS Horhn 法

3. 老年期痴呆的临床特点。

4. 老年期痴呆的康复评定：简易精神状态检查、长谷川痴呆量表、韦氏记忆量表

5. 老年期痴呆的康复治疗：药物治疗、运动训练、认知功能训练（临床示教）

【思考题】

1. 简述帕金森病的临床特点。

2. 简述帕金森病的运动治疗。

3. 记忆训练包括哪些方法？

4. 单侧忽略的康复治疗方法有哪些？

第五章　脊髓炎康复见习指导

【目的要求】

1. 掌握脊髓炎的脊髓损伤水平，脊髓损伤程度，运动功能，感觉功能的评定，功能恢复的预测，康复治疗原则，不同阶段脊髓炎的康复治疗步骤，常见并发症的康复治疗。

2. 熟悉脊髓炎的临床特点，反射的评定等。

3. 了解脊髓炎的原因，分类，病理特点，发病机制。

【预习内容】

1. 脊髓炎的常见病因、危险因素。

2. 脊髓炎的临床特点。

3. 脊髓炎的康复评定。

4. 康复结局。

5. 健康教育。

【学时数】

见习 2 学时。

【见习内容】

1. 熟悉脊髓炎的分类、及发病特点。

2. 脊髓炎的康复评定 Frankel 分级。

3. 各损伤水平的功能预后。

4. 分小组相互体验治疗师及患者的角色；分析康复心理治疗师要面对的主要问题。

【思考题】

1. 简述脊髓炎的临床类型及其主要临床特点。

2. 简述脊髓炎各损伤水平的功能预后。

第六章　面神经炎康复见习指导

【目的要求】

1. 掌握面神经炎的定义，康复评定的内容，治疗的原则。

2. 熟悉面神经炎的康复结局和健康教育。

【预习内容】

1. 面神经炎的临床表现。

2. 面神经炎的康复评定。

3. 康复治疗原则。

4. 康复结局。

5. 健康教育。

【学时数】

见习2学时。

【见习内容】

1. 熟悉面神经炎临床特点。

2. 熟悉面神经炎的电生理诊断。

3. 面神经炎的康复治疗方法：药物治疗、物理因子治疗、作业治疗、言语疗法、传统治疗。

【思考题】

1. 面神经炎康复治疗的原则有哪些？

2. 贝尔麻痹与亨特综合征的鉴别？

第七章　癫痫康复见习指导

【目的要求】

1. 掌握癫痫的定义，癫痫发作分类，癫痫的诊断；癫痫大发的作的急救措施。

2. 熟悉癫痫的病因及发作影响因素；康复评定，癫痫药物的治疗，康复功能训练，康复结局，健康教育。

【预习内容】

1. 癫痫的常见病因、危险因素及流行病学。

2. 癫痫的发作的分类。

3. 癫痫的康复评定。

4. 康复结局。

5. 健康教育。

【学时数】

见习 2 学时。

【见习内容】

1. 熟悉癫痫的分类及发病特点　特发性癫痫；症状性癫痫；隐源性癫痫；状态关联性癫痫发作。

2. 熟悉癫痫发作的形式　部分性癫痫发作、全面性癫痫发作、强直性发作、癫痫小发作、癫痫持续状态。

3. 熟悉癫痫的康复评定 癫痫患者生活质量量表。

4. 癫痫发作的护理 癫痫发作(或发作先兆),立即将患者平卧,头偏向一侧,迅速解开衣领和裤带,保持呼吸道通畅,垫牙垫,防止咬伤舌头,及时给予药物控制病情发作。

5. 癫痫的康复治疗 药物治疗目标、原则;康复功能训练;手术治疗。

【思考题】

1. 什么是癫痫?

2. 何为癫痫的发作?癫痫发作哪几类?

3. 抗癫痫药物治疗的原则是什么?

第八章　神经系统常见疾病的 康复见习指导（一）

【目的要求】

1. 掌握眩晕的概念、分类、治疗流程；常见眩晕疾病的治疗原则、方法及评定。

2. 掌握睡眠障碍的评定和治疗。

3. 掌握手足徐动的动能评定，运动治疗。

4. 熟悉常见眩晕疾病的临床表现、诊断流程及常用检查方法。

5. 熟悉睡眠障碍的分类；失眠的定义、表现形式及诊断。

6. 熟悉手足徐动的定义、临床表现。

【预习内容】

1. 眩晕的常见病因、分类及诊断。

2. 睡眠的生理病理机制。

3. 失眠的表现、病因及诊断标准。

4. 手足徐动的病因、临床表现、评定。

【学时数】

见习 2 学时。

【见习内容】

1. 几种常见眩晕病的治疗　梅尼埃病、良性阵发性位置性眩晕、颈源性眩晕。

2. 体位训练、前庭适应训练、管石解脱法、管石复位法的操作。

3. 失眠的松弛精神和躯体的方法、认知-行为治疗、心理治疗。

4. 手足徐动的运动疗法。

【思考题】

1. 周围性眩晕与中枢性眩晕的临床特征有何区别？

2. 失眠的表现形式有哪些？

3. 手足徐动运动控制困难的表现是什么？

第九章　神经系统常见疾病的康复见习指导（二）

【目的要求】

1. 掌握共济失调的表现、运动治疗目的与原则。

2. 掌握痉挛的 Ashworth 评定量表；掌握痉挛的康复治疗及肉毒毒素为代表的药物治疗。

3. 掌握植物状态的定义、诊断标准及康复治疗措施。

4. 熟悉共济失调的定义、分型、评定及运动治疗的方法。

5. 熟悉痉挛的定义；痉挛的治疗目标和原则。

6. 熟悉 PVS 评分标准、疗效评定标准。

【预习内容】

1. 共济失调的定义和分类。

2. 各型共济失调的临床表现　小脑性共济失调、额叶性共济失调、顶叶性共济失调、感觉性共济失调、前庭性共济失调。

3. 痉挛的康复评定　量表评定和仪器评定。

4. 痉挛的治疗目标和治疗原则。

5. 植物状态的临床表现与康复评定。

【学时数】

见习 2 学时。

【见习内容】

1. 共济失调的治疗要点。

2. 痉挛的物理治疗　神经发育疗法、手法治疗、功能性活动训练、物理因子治疗。

3. 痉挛的体位治疗、矫形器的应用。

4. 痉挛的药物治疗　口服及注射药物治疗。

5. 植物状态的康复治疗　康复护理、物理因子治疗、功能训练、应用支持、感觉刺激治疗、神经刺激治疗、高压氧治疗、干细胞治疗等。

【思考题】

1. 小脑性共济失调的康复治疗目的是什么？

2. 痉挛常用的康复治疗措施有哪些？

3. 植物状态常用的康复治疗措施有哪些？

第九部分
内外科疾患康复学

主　编　朱艳霞　王　刚　兰培敏
副主编　万　超
编　委　（按姓氏拼音排序）
　　　　陈　勇　陈曾凤　方兴刚
　　　　刘　飞　罗　曼　王　强
　　　　鄢　欢

第一章　循环系统常见疾病康复

【目的要求】

1. 掌握各种循环系统常见疾病的物理治疗、作业治疗、心理治疗，尤其要重点掌握每种疾病所独特存在的功能障碍和康复治疗方法，以及治疗操作的注意事项。

2. 熟悉冠心病和原发性高血压的临床表现，功能障碍特征，康复评定内容高，康复理疗原则等。

【预习内容】

1. 掌握各种循环系统常见疾病的定义、临床处理、康复措施、治疗原则和康复治疗的目的，康复治疗的原则及方法。

2. 了解冠心病、原发性高血压等疾病的流行病学、病因、临床特点、辅助检查等。

【学时数】

见习 2 学时。

【见习内容】

1. 讨论循环系统常见疾病的物理治疗，作业疗法，心理治疗等康复治疗方法。

2. 引导学生对冠心病、高血压疾病的康复评定及康复治疗。

3. 学生随机抽取病例，对其进行康复评定及制定康复治疗方案

4. 教师点评学生对病例的康复评定及治疗方案。

【思考题】

1. 冠心病、原发性高血压的康复评定内容有哪些？冠心病心电运动试验的方案有哪些？

2. 冠心病心肌梗死后的康复治疗分几个阶段？各阶段的特点如何？

3. 冠心病、原发性高血压的康复教育的主要内容是什么？

4. 冠心病、原发性高血压的功能结局包括哪几方面？具体结局如何？

第二章　呼吸系统常见疾病康复

【目的要求】

掌握呼吸系统常见疾病的康复评定及治疗原则、步骤等。

【预习内容】

1. 掌握呼吸系统常见疾病的定义、康复治疗目的。

2. 熟悉慢性阻塞性肺疾病、CRF 功能障碍等的临床表现及诊断要求。

3. 了解慢性阻塞性肺疾病、肺心病、支气管哮喘、肺移植等流行病学和病因、发病机制，肺心病的临床表现和诊断标准，呼吸衰竭的定义、临床症状和体征、辅助检查、临床治疗和健康教育。

【学时数】

见习 2 学时。

【见习内容】

1. 讨论呼吸系统常见疾病的临床特点、功能障碍、康复评定及康复治疗方案的制定。

2. 引导学生对慢性阻塞性肺疾病、呼吸衰竭、肺源性心脏病、肺炎的康复评定及康复治疗。

3. 学生随机抽取在院病例，对其进行康复评定及制定康复治疗方案。教师点评学生对病例的康复评定及治疗方案，普及健康教育。

【思考题】

1. COPD 的康复评定内容有哪些？呼吸功能评定的方法有哪些？如何操作？

2. COPD 康复方法有哪些？物理治疗和作业治疗的目标和具体方法是什么？运动治疗的方法有哪 6 种？如何操作？

3. 肺源性心脏病、支气管哮喘、呼吸衰竭的康复治疗有哪些？

第三章　风湿免疫性疾病康复

【目的要求】

掌握类风湿性关节炎等疾病的康复治疗目的、康复治疗原则、方法；主要掌握物理治疗、作业治疗、心理治疗等技术。

【预习内容】

1. 熟悉类风湿性关节炎等疾病的定义、诊断标准；功能受限与康复评定、功能结局健康教育等。

2. 了解类风湿性关节炎等疾病的流行病学和病因、病理、临床特点；康复治疗目的、原则、评定、治疗方法等。

【学时数】

见习 2 学时。

【见习内容】

1. 回顾讨论类风湿性关节炎的功能障碍,康复评定及康复治疗。

2. 教师示例类风湿性关节炎的康复评定及治疗方案。

3. 学生随机抽取病例,进行康复评定及制定治疗方案。

4. 教师点评学生在康复评定及治疗中的不足。

【思考题】

1. 类风湿性关节炎的康复评定内容有哪些?

2. 类风湿性关节炎康复治疗的目标和方法有哪些?

3. 类风湿性关节炎运动疗法包括哪些措施?

4. 对类风湿性关节炎患者健康教育的主要内容是什么?

第四章 内分泌及代谢系统常见疾病康复

【目的要求】

掌握糖尿病、骨质疏松症、障碍肥胖症、痛风的功能障碍、康复评定、康复治疗方法等。

【预习内容】

熟悉糖尿病的临床诊断标准，主要评定方法；痛风的辅助检查指标特点；骨质疏松症的康复治疗目的与原则；肥胖症与营养不良的临床特点及健康教育。

【学时数】

见习2学时。

【见习内容】

1. 回顾讨论糖尿病、骨质疏松、障碍性肥胖、痛风的功能障碍，康复评定及康复治疗。

2. 教师示例糖尿病、痛风、骨质疏松的康复评定及治疗方案。

3. 学生随机抽取病例,进行康复评定及制定治疗方案。

4. 教师点评学生在康复评定及治疗中的不足,

做好健康教育。

【思考题】

1. 糖尿病康复治疗的原则及目标是什么？

2. 糖尿病有哪些慢性并发症？合并慢性并发症患者运动疗法时需注意哪些事项？糖尿病足的康复治疗方法有哪些？

3. 2型糖尿运动处方如何制定？糖尿病运动疗法时需注意哪些事项？

4. 糖尿病的健康教育的主要内容。

5. 骨质疏松症、障碍肥胖症、痛风的康复治疗方法。

第五章　慢性疼痛康复

【目的要求】

掌握疼痛的康复评定、主要掌握物理因子疗法、运动疗法、作业疗法、心理治疗方法等。

【预习内容】

1. 掌握疼痛的定义、康复治疗目的、原则。

2. 熟悉慢性疼痛的临床特点、急性和慢性疼痛的区别、癌痛的评定、功能障碍及结局、癌痛对机体的影响及治疗等。

3. 了解慢性疼痛病因中生理及心理因素及闸门控制"学说、生化学说等，治疗方法中的神经阻滞治疗、药物治疗等。

【学时数】

见习2学时。

【见习内容】

1. 讨论慢性疼痛的功能障碍、康复评定及康复治疗。

2. 教师示例慢性疼痛、癌痛的康复评定及治疗方案。

3. 学生随机抽取病例，进行康复评定及制定治疗方案。

4. 教师点评学生在康复评定及治疗中的不足，做好健康教育。

【思考题】

1. 简述非癌性慢性疼痛的心理功能评定及治疗，后期的健康教育。

2. 简述癌性疼痛的治疗及心理辅导。

第十部分
假肢与矫形器学

主　编　徐远红　高　峰

副主编　许连生　万　超

编　委　（按姓氏拼音排序）
　　　　龚　涛　余　丹　赵　乐
　　　　周列维

第一章　上、下肢假肢

【目的要求】

1. 掌握假肢装配前的准备。

2. 掌握假肢的使用训练。

3. 熟悉理想的残肢及的术后处理、治疗。

4. 熟悉假肢分类及结构特点。

5. 了解假肢制造主要用材。

6. 了解截肢者康复协作组。

7. 了解假肢处方。

8. 了解假肢制作过程及适配检查。

【预习内容】

1. 预习假肢装配程序。

2. 预习假肢分类。

3. 预习上下肢假肢的评定。

4. 预习上下肢假肢的康复训练。

5. 预习截肢后的残肢处理。

【学时数】

见习 2 学时。

【见习内容】

1. 展出假肢实物,让学生对假肢的构造及功能
有个初步认识。

2. 给出一个截肢病人，让学生对该患者做出评价。

3. 分析该患者应该安装的假肢类型。

4. 针对该截肢患者，让学生动手取型。

【思考题】

1. 上、下肢截肢部位的名称是什么？

2. 截肢后如何康复训练？

3. 下肢假肢的基本要求？

4. 如何穿戴上、下肢假肢？

5. 假肢装配前、后的功能如何评定？

第二章 上、下肢矫形器的制作

【目的要求】

1. 掌握矫形器的基本概念。

2. 掌握矫形器的基本作用。

3. 熟悉矫形器的基本分类。

4. 熟悉用于骨关节及神经肌肉的上、下肢矫形器。

5. 熟悉矫形器的适合检查。

6. 了解矫形器临床工作程序。

7. 了解矫形器的发展历史。

8. 了解制造矫形器使用的主要材料。

9. 了解矫形器的轻量化和组件化。

10. 了解近代矫形器的统一命名。

【预习内容】

1. 矫形器的基本概念。

2. 矫形器的基本作用。

3. 各部位矫形器的命名。

4. 上、下肢矫形器的适应证、作用和特点。

5. 矫形器装配后的适合性检查。

6. 装配矫形器后的注意事项。

【学时数】

见习 4 学时。

【见习内容】

1. 讨论矫形器对上、下肢所治疾病的技术分析。

2. 实地参观老师制作矫形器。

3. 学生随机抽取出一份病例,给出该病例的矫形器名称及制作方法。

4. 两人一组,分别相互取出所抽取病例的矫形器模型。

【思考题】

1. 简述上、下肢矫形器的基本功能。

2. 简述上、下肢矫形器的适应证。

3. 简述上、下肢矫形器的制作要点及免压部位。

4. 简述上、下肢矫形器的评定内容。

第三章　脊柱矫形器

【目的要求】

1. 掌握脊柱矫形器的基本概念及功用。

2. 掌握脊柱矫形器的种类。

3. 掌握脊柱侧弯矫形器的定义及类型。

4. 掌握脊柱侧弯的检查方法及 Cobb 角的测量方法。

5. 掌握脊柱矫形器的适应证。

【预习内容】

1. 脊柱矫形器的概述。

2. 脊柱矫形器的特点和功能。

3. 脊柱矫形器的制作。

4. 脊柱矫形器的评定。

【学时数】

见习 2 学时。

【见习内容】

1. 给出一个影像检查摄片（X 线片、CT、MRI 等）让学生对该片做出准确的诊断。

2. 给出一个脊柱侧弯的影像学检查片，让学生测出 Cobb 角。

3. 三人一组，一人做模特，另外两人取出一个脊柱侧弯模型。

4. 准确标出脊柱侧弯矫形器的免压部位及施压部位。

【思考题】

1. 简述脊柱矫形器的功能。

2. 简述脊柱矫形器的适应证。

3. 脊柱矫形器的种类有哪些?

4. 脊柱侧弯的定义及类型是什么?

5. 脊柱侧弯的检查及测量方法有哪些?

第四章 轮椅助行器的使用及训练

【目的要求】

1. 掌握几种特殊轮椅及适用范围。

2. 了解普通轮椅的结构。

3. 掌握步行器的选用及使用方法。

4. 掌握轮椅的选用及使用方法。

5. 掌握轮椅的测量方法。

6. 了解自助具、助听器及其他常用康复训练器具的适应证及选配方法。

7. 掌握腋杖、肘杖、手杖的适应证及选配方法。

【预习内容】

1. 轮椅的选配和使用。

2. 助行器的选配和使用。

3. 腋杖、肘杖、手杖的选配方法。

【学时数】

见习 2 学时。

【见习内容】

1. 给出几种不同患者，让学生做出轮椅的选择。

2. 现场进行轮椅的测量。

3. 现场进行腋杖、肘杖、手杖的选配及测量。

4. 两人一组，模拟装配轮椅、腋杖、肘杖、手杖后的使用方法及注意事项。

【思考题】

　　1. 轮椅的功能、选配及测量方法是什么?

　　2. 助行器的功能选配及测量方法是什么?

　　3. 腋杖、肘杖、手杖的功能选配及测量方法是什么?

第五章　低温热塑板在矫形器中的应用

【目的要求】

1. 掌握上、下肢及躯干低温热塑板材矫形器的适应证。

2. 掌握上、下肢及躯干低温热塑板材矫形器的制作方法。

3. 掌握上、下肢及躯干低温热塑板材矫形器的注意事项。

4. 熟悉神经损伤后的动力支具的制作。

5. 熟悉上肢低温热塑板材矫形器的图纸画样。

6. 掌握低温热塑板材矫形器的免压部位。

【预习内容】

1. 上、下肢矫形器的特点和功能。

2. 上、下肢矫形器的制作。

3. 上下肢矫形器的评定。

【学时数】

见习 2 学时。

【见习内容】

1. 认识低温热塑板材，并让学生了解其特性。

2. 两人一组,分别画出上肢低温热塑板材矫形器的制作图纸。

3. 根据图纸,制作出相应的矫形器。

4. 佩戴低温热塑板材矫形器后的评定。

【思考题】

1. 试述低温热塑板材矫形器的适应证。

2. 试述佩戴低温热塑板材后的注意事项。

3. 试述低温热塑板材矫形器的优点。

第六章　成品矫形器及矫形鞋与鞋垫的应用

【目的要求】

1. 掌握常见成品矫形器、矫形鞋及鞋垫的适应证。
2. 掌握矫形鞋垫的制作方法。
3. 掌握常见成品矫形器、矫形鞋及鞋垫的穿戴方法。
4. 熟悉成品矫形器、矫形鞋及鞋垫的注意事项。

【预习内容】

1. 上、下肢矫形器的相关基础知识。
2. 上、下肢矫形器的临床应用。
3. 临床适配性检查。

【学时数】

见习 2 学时。

【见习内容】

1. 展出临床常见成品矫形器、矫形鞋及鞋垫。
2. 让每一位学生说出常见成品矫形器、矫形鞋及鞋垫的作用。
3. 两人一组，现场佩戴矫形器。
4. 对佩戴的矫形器做出适配性检查。

【思考题】

1. 矫形鞋垫的临床作用。
2. 成品矫形器的常见种类及适应证。
3. 临床常见矫形器的使用注意事项。